Souad Daoud

Neuroendoscopia e tratamento da hidrocefalia em bebés

Neuroendoscopia e tratamento da hidrocefalia em bebés

Souad Daoud

Neuroendoscopia e tratamento da hidrocefalia em bebés

ScienciaScripts

Imprint

Any brand names and product names mentioned in this book are subject to trademark, brand or patent protection and are trademarks or registered trademarks of their respective holders. The use of brand names, product names, common names, trade names, product descriptions etc. even without a particular marking in this work is in no way to be construed to mean that such names may be regarded as unrestricted in respect of trademark and brand protection legislation and could thus be used by anyone.

Cover image: www.ingimage.com

This book is a translation from the original published under ISBN 978-620-3-43700-3.

Publisher:
Sciencia Scripts
is a trademark of
Dodo Books Indian Ocean Ltd. and OmniScriptum S.R.L publishing group

120 High Road, East Finchley, London, N2 9ED, United Kingdom
Str. Armeneasca 28/1, office 1, Chisinau MD-2012, Republic of Moldova, Europe
Printed at: see last page
ISBN: 978-620-5-70479-0

Conteúdos

I-INTRODUÇÃO

A hidrocefalia é uma dilatação activa dos ventrículos cerebrais devido a uma perturbação da circulação e/ou reabsorção do LCR. É uma condição com múltiplas etiologias que diferem de acordo com a idade e que são dominadas por causas malformativas, tumorais e infecciosas.

O seu tratamento é cirúrgico com diferentes técnicas, que podem ser utilizadas em função do tipo de hidrocefalia.

Durante muitos anos, as shunts foram o único tratamento para a hidrocefalia, mas estavam também sujeitas a dois tipos de complicações, infecciosas e mecânicas. A frequência das disfunções das válvulas levou os neurocirurgiões a dominar a cirurgia endoscópica. Esta última, embora já conhecida desde o início do século XX, recuperou um lugar considerável nos últimos anos no tratamento da hidrocefalia, e é actualmente uma das principais técnicas utilizadas. No entanto, o aparecimento de um novo meio terapêutico levanta inexoravelmente a questão das suas indicações. Levanta-se então uma questão: Quais são as indicações para a ventriculocisterstostomia?

Realizámos um estudo retrospectivo de 63 casos de hidrocefalia que beneficiaram de tratamento neuroendoscópico no departamento de neurocirurgia do Hospital Universitário de Oran durante um período de 1 de Outubro de 2015 a 30 de Setembro de 2016. Destacamos a contribuição da cirurgia endoscópica no tratamento de algumas formas de hidrocefalia pediátrica, e destacamos também a experiência do departamento na gestão de pacientes hidrocefálicos tratados por neuroendoscopia.

II-METODOLOGIA

> Tipo de estudo :

Este é um estudo retrospectivo, descritivo, longitudinal e monocêntrico da contribuição da cirurgia endoscópica para o tratamento da hidrocefalia em bebés.

População estudada :

O nosso estudo é realizado em casos pediátricos de hidrocefalia tratados por cirurgia endoscópica.

Localização e duração do estudo :

O estudo foi realizado no departamento de neurocirurgia do C'HU Oran durante um período de 12 meses, de 1 de Outubro de 2015 a 30 de Setembro de 2016.

> Critérios de inclusão :

Os casos admitidos são crianças com idades compreendidas entre 1 dia e 2 anos, apresentando hidrocefalia independentemente do tipo de hidrocefalia (comunicante ou não comunicante) e independentemente da etiologia da hidrocefalia (congénita ou adquirida).

> Critérios de não-inclusão :

Excluem-se os casos com dilatação ventricular passiva ou secundária à atrofia cerebral

> Tamanho da amostra :

Este é um estudo exaustivo, que abrangeu todos os bebés com hidrocefalia, hospitalizados no departamento de neurocirurgia da CHU de Oran durante o período de estudoN=   63

> Critérios de avaliação (critérios de julgamento):

O sucesso ou fracasso da técnica cirúrgica será avaliado a partir de :

□ Dados clínicos:

- Exame da fontanela

- Regressão ou não do perímetro craniano a um mês após a operação

- desaparecimento de sinais de hipertensão intracraniana (cefaléia; vómitos; estrabismo; normalização ou não do fundo ocular)

□ Dados para-clínicos:

Ressonância magnética do fluxo cerebral realizada com um mês de pós-operatório para verificar a permeabilidade do estoma.

Caso contrário, se a ressonância magnética não for possível, ordena-se um exame cerebral para procurar regressão do tamanho ventricular e desaparecimento dos sinais de reabsorção transepérmica.

> Variáveis estudadas :

Neste estudo prospectivo estudámos os seguintes parâmetros: idade, sexo, dados clínicos e para-clínicos pré-operatórios, tipos e etiologias da hidrocefalia, bem como o tratamento neuroendoscópico previsto para cada caso e as possíveis dificuldades técnicas encontradas.

Avaliamos os resultados do tratamento, imediatamente após o tratamento, a um mês e depois a intervalos de seis meses.

> Descrição da condução prática do estudo :

A cronologia do nosso trabalho será a seguinte:

- O recrutamento de pacientes é feito na nossa clínica especializada em ambulatório
- Preparação do check-up pré-operatório e consulta pré-anestésica
- Posteriormente, os casos são admitidos no departamento de neurocirurgia com o acordo do chefe de departamento
- Os pacientes serão programados no colóquio todos os fins-de-semana

Após a operação, a permanência hospitalar média é de 24-48 horas, excepto para pacientes com complicações pós-operatórias ou pacientes cuja hidrocefalia é secundária a um tumor cerebral, que serão agendados para uma cirurgia tumoral numa fase posterior.

- Recolha e análise de dados :

Os dados são recolhidos a partir de :

- Um formulário de inquérito (anexo)

- Os ficheiros de consulta e de pós-consulta
operativo

- Protocolos de funcionamento (registos OR)
operativo)

A introdução de dados é feita no software EPI info 3.5.3.

No nosso estudo o risco máximo de consentimento geralmente aceite é de 5% (p=0,05).

A frequência é expressa como uma percentagem.

O grau de significância é medido pelo teste x2 de Pearson e o x2 corrigido de Yates.

III - DESCRIÇÃO DA TÉCNICA CIRÚRGICA: VCS/CPC

A- Materiais utilizados :

- Equipamento convencional (Figura 01)

- Materiais específicos: (figuras 02 e 03)

- O endoscópio utilizado nesta série é um endoscópio rígido sem braços articulados. Utilizamos o "neuroendoscópio tipo WALF que consiste em

- ótica 0°; 30°.

- a camisa de tamanho médio

- Câmara de vídeo HD

- Fonte de luz fria LED

- Dispositivo de coagulação (pólo simples ou duplo)

- Gravador de imagem e vídeo HD

-Sistema de irrigação

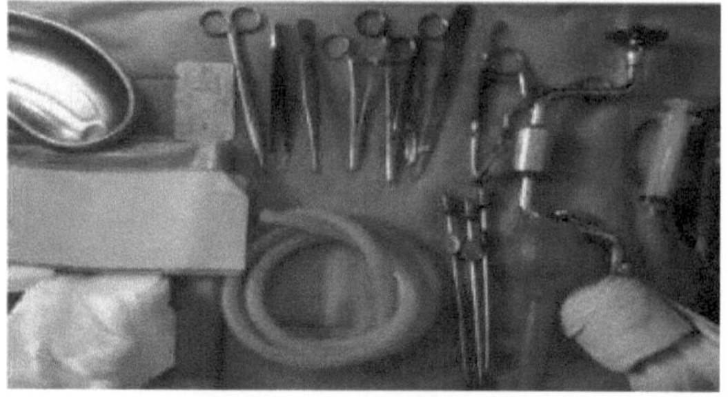

Figura 01: Materiais clássicos

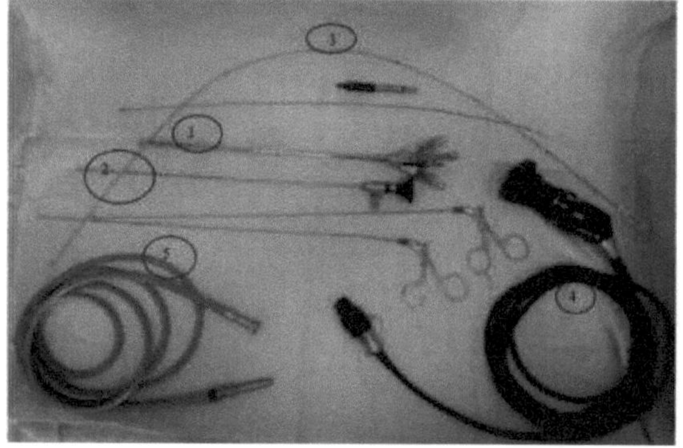

1 camisa; 2-óptica; 3-Pesquisa de nevoeiro nº 4;

4- câmara HD 1280X720 ; 5- fonte de luz fria.

**Figura 02: equipamento específico para neurocirurgia
cirurgia endoscópica**

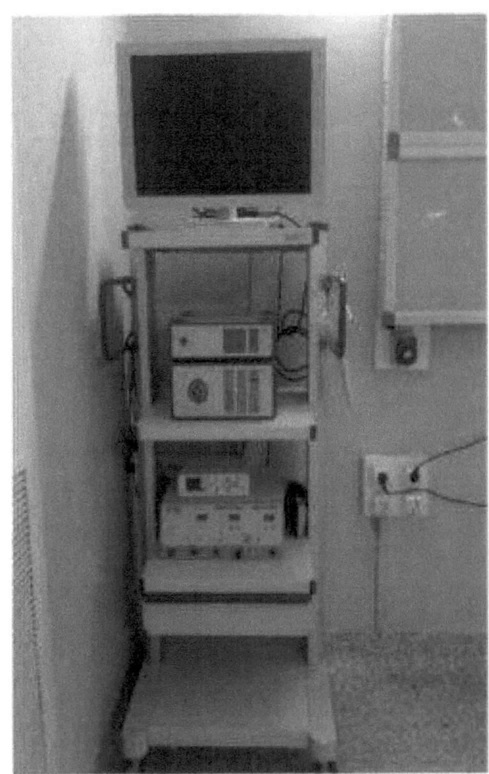

Figura 03: Coluna de endoscópio

8-   Etapas da intervenção :

1 - instalação

Sob anestesia geral, o paciente é colocado numa posição supina. É utilizada a chamada "cabeça de ferradura". A cabeça é mantida no eixo do corpo, ante flexionada de 30 a 45". (fig.04) Esta ante flexão permite :

-   mais fácil de localizar e navegar nos ventrículos.

-   Uma diminuição da quantidade de fuga intra-operatória do LCR e pneumocephalus pós-operatório.

Raspar e traçar a incisão: marcar a sutura coronal palpando-a debaixo do couro cabeludo (especialmente possível em bebés). É então traçada uma linha sagital, paramediana a 10 a 12 cm da nascente e a cerca de 2 a 3 cm da linha mediana em crianças mais velhas (no eixo pupilar médio em bebés). Cerca de 3 cm de comprimento, em frente à sutura coronal.

A escolha do lado da abordagem depende naturalmente do hemisfério dominante (à direita), mas também da configuração dos ventrículos na imagem. O lado onde o corno frontal dos ventrículos laterais é mais dilatado deve ser escolhido.

Detersion com 10% de Betadine* dérmico e depois colocação de cortinas esterilizadas.

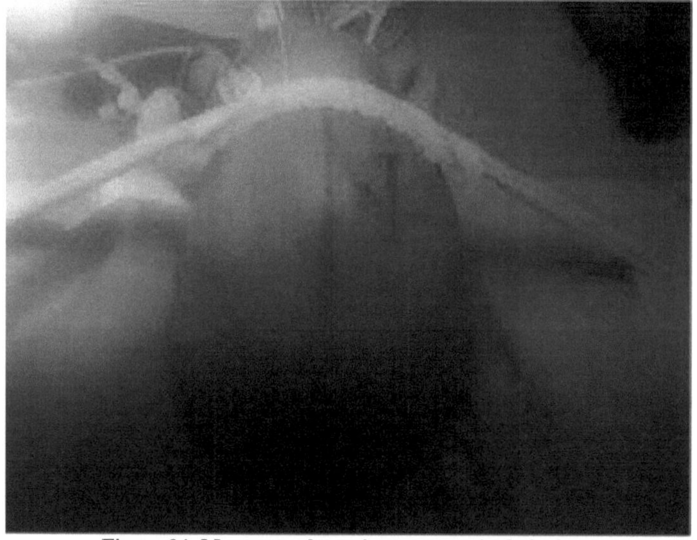

Figura 04: Montagem do paciente e rastreio da incisão

2- intervenção (com fotos para todas as fases)

Incisão cutânea com um bisturi frio, incisando a gálea ao mesmo tempo. Hemostasia do plano subcutâneo com fórceps bipolares. A gálea é áspera e os bordos da incisão são bordejados com compressas de beta-dina fixadas com agrafos. É colocado um retractor ortostático (fig.05). A sutura coronal deve ser sempre visualizada. É feito um furo de trepanação imediatamente em frente a esta sutura com irrigação regular. O pó ósseo é recolhido. Para bebés, o bordo exterior da fontanela, uma pequena aba óssea (Fig. 06), é levantada e substituída no final do procedimento.

A dura-máter é coagulada utilizando uma pinça monopolar e uma pinça de bainha para criar uma aderência entre a aracnóide e a dura-máter. Introdução da manga operatória com o mandril no corno frontal do ventrículo lateral (geralmente 4-5cm de profundidade do córtex). Remoção do mandril, permitindo a saída do LCR. A óptica pode então ser introduzida a 30°. A partir desta fase, é necessária a assistência de um assistente operacional para introduzir os outros componentes do endoscópio, sendo estes últimos detidos pelo cirurgião.

Identificamos rapidamente as paredes do ventrículo lateral e o forame de Monro, através do qual o endoscópio é introduzido. Deve ter-se o cuidado de respeitar as diferentes estruturas presentes a este nível (fig.07):

- o pilar anterior do fórnix, que forma o banco
foramen interventricular anterior

- o plexo coróide, que é facilmente reconhecível. É
do elemento fundamental da marcação anatómica.

- estruturas vasculares. A veia septal
A veia anterior e a veia talamostriatal convergem imediatamente a seguir ao forame interventricular, em direcção à veia cerebral interna. A veia coróide não é normalmente visível.

- a óptica entra no terceiro ventrículo.
Os dois corpos mamários e o recesso infundibular podem ser facilmente identificados olhando para o futuro. O tronco basilar pode por vezes ser visto por transparência (fig.08).

- a abertura do piso é classicamente
Isto é feito no centro do triângulo formado pelos dois corpos mamários e pelo recesso infundibular. Para tal, utilizamos com mais frequência a sonda de coagulação devido ao seu efeito mecânico (fig.09). O chão também pode ser perfurado por electrocoagulação, mas por um lado o controlo visual é menos bom, e por outro há um risco de lesão devido à termocoagulação. Esta opção é portanto reservada para os casos em que a perfuração é impossível porque o chão é demasiado "flutuante" ou "grosso".

- finalmente, o buraco assim criado é ampliado por
Podemos verificar a permeabilidade do estoma inserindo a óptica nos seus bordos: podemos ver a presença ou ausência da membrana residual "membrana de Lillequiste" (fig.10). Podemos verificar a permeabilidade do estoma introduzindo a óptica nos seus bordos: notamos assim a presença ou ausência da membrana residual "a membrana Lillequiste" (fig.11). A presença desta membrana perturbará a linearidade do fluxo e poderá causar um encerramento secundário do orifício. Esta membrana pode ser encontrada em cerca de um terço dos casos, e deve ser aberta para se ter a certeza da qualidade do resultado.

Depois retiramos o endoscópio (fig. 12) ao nível do chifre frontal, localizando os plexos coróides e coagulando-os com bipolares sob irrigação contínua.

Este último procedimento é realizado para a hidrocefalia tetra ventricular e hidrocefalia associada à mielomeningocele.

* procedemos então à retirada de

o endoscópio (sem olhar para o ecrã). O tracto é bloqueado por um pedaço de esponja inserido na paralisia cerebral (fig.14). A dura-máter pode ser fechada com um ponto. O osso em pó é colocado de novo no lugar para crianças mais velhas, para bebés o osso dobrado é colocado de novo no lugar. A pele é suturada com um pano à prova de água (fig. 15).

Figura 05: Incisão da pele e colocação de retractor
Figura 06: Sobre-elevação do osso

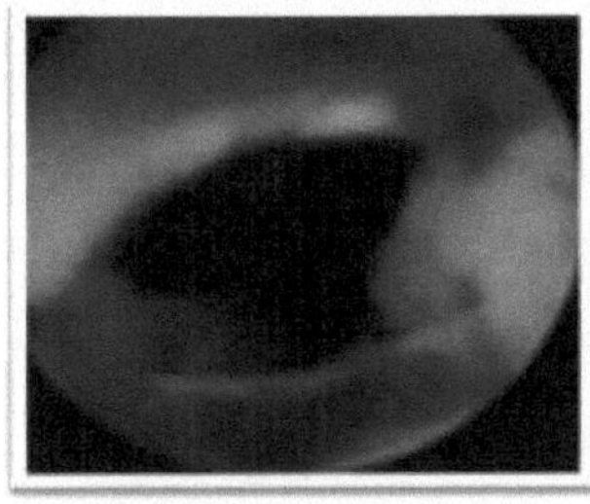

Figure 07 : visualisation du trou de Monro

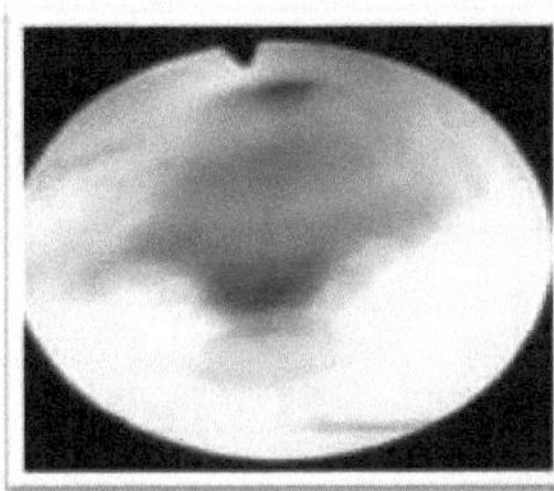

Figure 08 : plancher du troisième ventricule

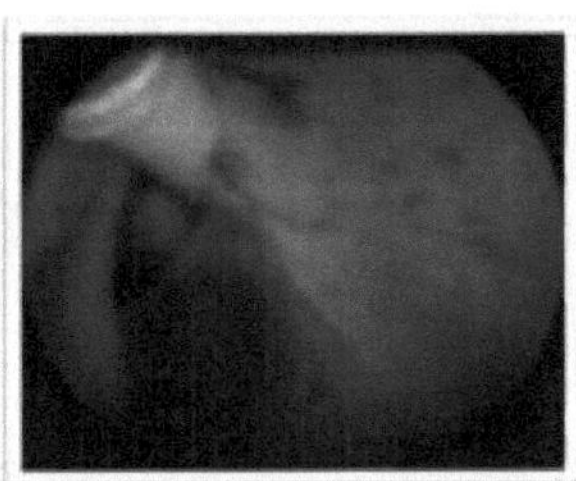

Figure 09 : réalisation de la stomie

Figura 07: Visualização do buraco Monro
Figura 08: Chão do terceiro ventrículo
Figura 09: Fabrico de estoma

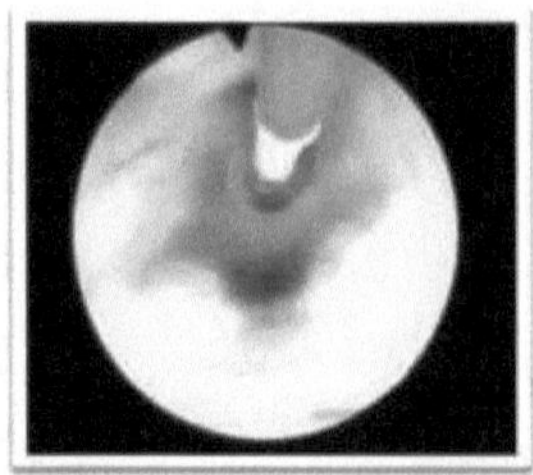

Figure 10 : élargir la stomie
par gonflement

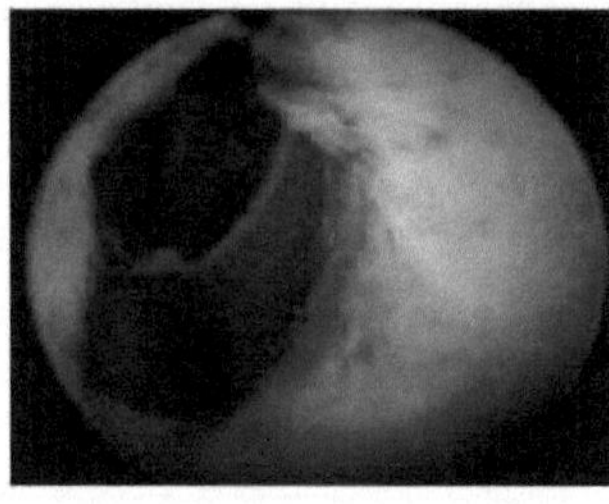

Figure 11 : au de la du
plancher du V3

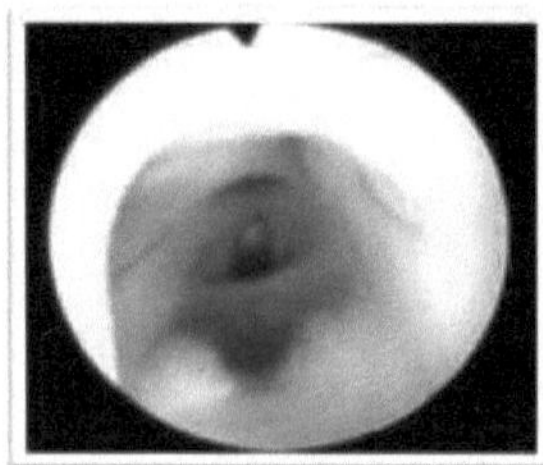

Figure 12 : vue de la stomie de
la VCS

Fig 10: Alargamento do estoma pela inflação
Fig 11: No chão de V3
Fig12: Vista do estoma SVC

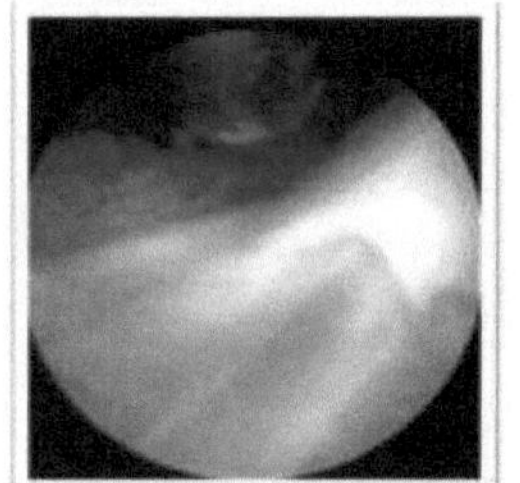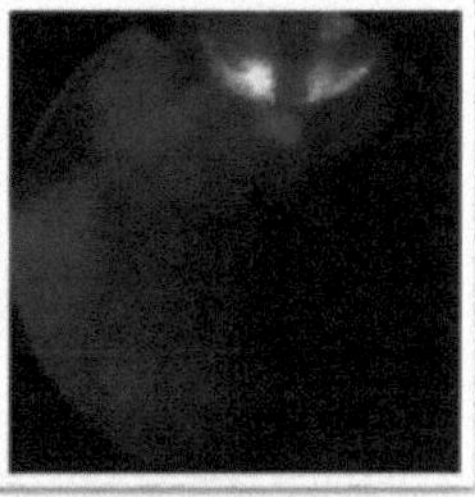

Figura 13: Coagulação dos plexos coróides

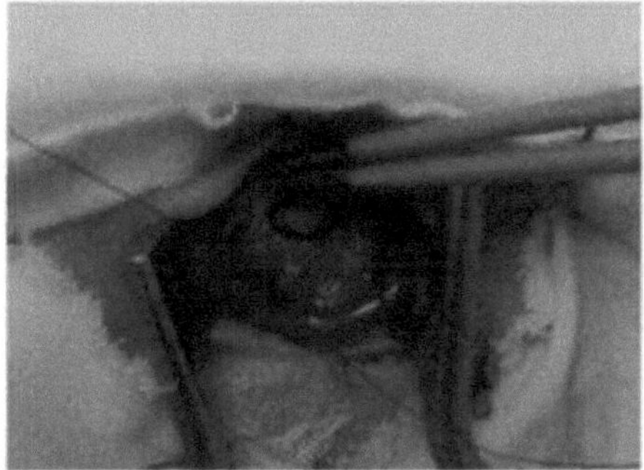

Figura 14: Enchimento do percurso do endoscópio com um fragmento do esponjoso

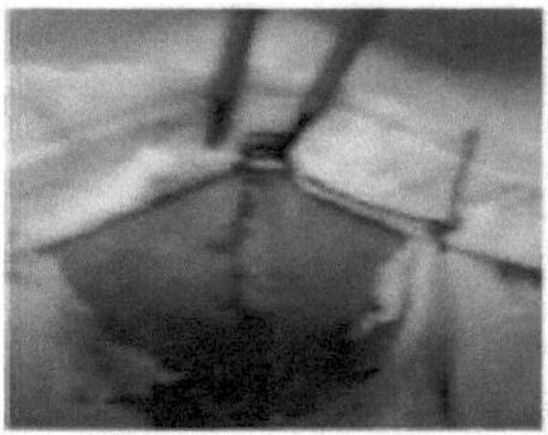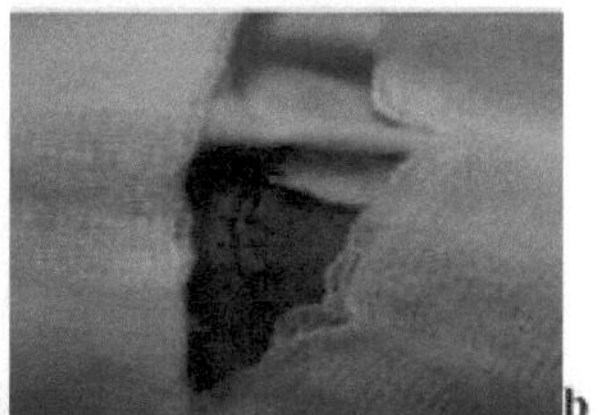

Sous peau   **la peau**

Figure 15 : fermeture cutanée étanche

Figura 15: fecho cutâneo apertado

IV - RESULTADOS

A-Generalites :

Num ano, entre 1 de Outubro de 2015 e 30 de Setembro de 2016, realizámos 67 procedimentos cirúrgicos endoscópicos (SVC e/ou CPC) em 63 casos consecutivos, quatro dos quais foram operados duas vezes.

B- Dados pré-operatórios :

B-1-Características epidemiológicas :

Idade :

O paciente mais jovem da população do nosso estudo tinha 4 dias e o mais velho 15 anos de idade com uma idade média de 4 meses, uma idade média de 20,38 meses +/43,8s; e uma modalidade de 2 meses.

Tabela I: Distribuição dos casos por faixa etária

Idade	Effeciif	Percentagem %
<1 той	4	6
1 a3 той	25	37
3 a 6 той	15	22
6 al S той	12	IS
> 2 аиs	11	16
Total	67	100

Mais de 50% dos casos têm menos de 6 meses e a faixa etária de 1 a 3 meses é a mais representada, com uma taxa de 36%. A distribuição etária é a seguinte:

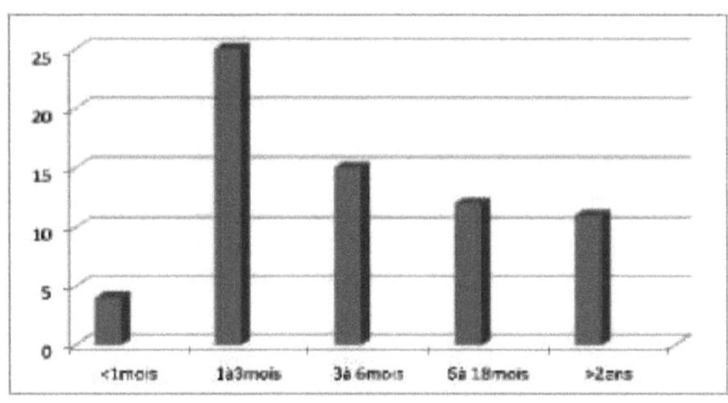

gráfico: Distribuição dos casos por faixa etária

o **Género :**

A população do nosso estudo consistia em 67 pacientes, dos quais 27 eram gargões (40%) e 40 eram raparigas (60%), com uma proporção de sexo de aproximadamente 3 raparigas para 2 gargões.

Quadro II: Distribuição dos casos por sexo e grupos etários

	<1 mois	1 à 3 mois	3 à 6 mois	6 à18 mois	2 ans	Total
Fille	3	16	9	7	5	40
Garçon	1	9	6	5	6	27
Sex – ratio	0.3	0.5	0.66	0.71	1.2	0.61

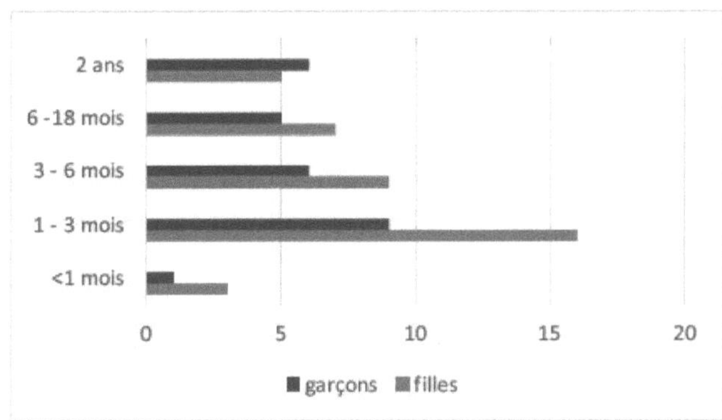

Gráfico 2: Distribuição de género por grupo etário
B-2-Clínica tabela de admissão :

Verificámos que o modo mais frequente de desenvolvimento da hidrocefalia nesta série de estudo foi a macrocrania (aumento do perímetro craniano + 2 DS) com uma frequência superior a 60%.

HTIC é a apresentação clínica mais comum de hidrocefalia em casos com mais de 2 anos de idade (16%)

A apresentação clínica inicial está resumida no gráfico seguinte:

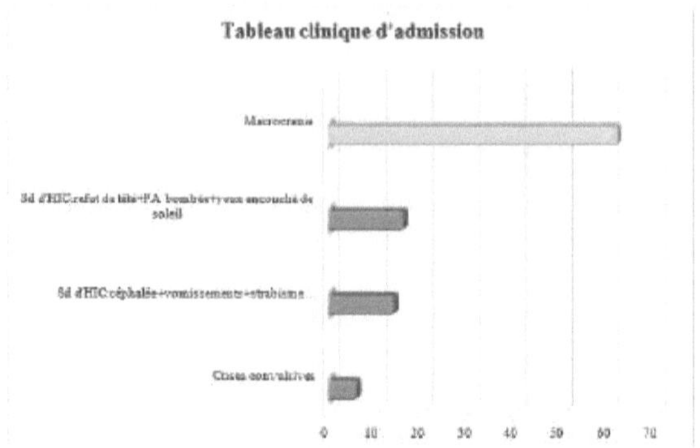

Gráfico 3: Distribuição da sintomatologia clínica na admissão

B-3-Projecto de imagem :

Neste estudo, um exame cerebral com e sem injecção de contraste é realizado na maioria dos nossos pacientes (66%). Isto foi feito para determinar o tipo e a etiologia da hidrocefalia.

A ressonância magnética cerebral é realizada em apenas 33% dos casos, permite uma melhor análise das cisternas da base, em particular a cisterna inter-peduncular onde o VCS é realizado.

Na nossa série, 34% dos casos tiveram uma ressonância magnética cerebral como indicação de VCS, enquanto 53% dos casos tiveram uma TAC cerebral como indicação de tratamento endoscópico (Gráfico 4).

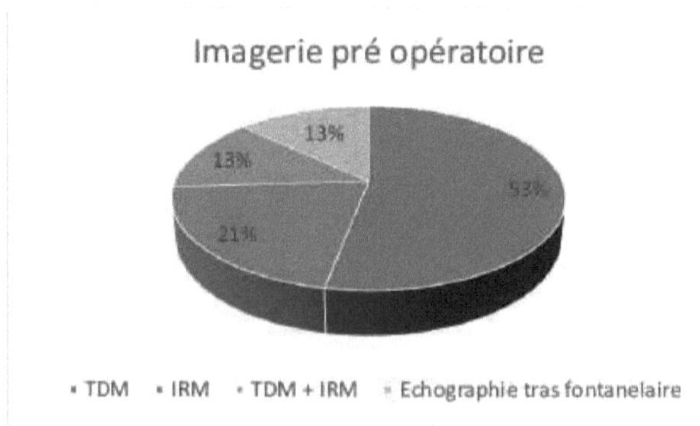

Gráfico 4: Distribuição dos exames para-clínicos pré-operatórios

B-4-Tipo de hidrocefalia :

Quase todos os hidrocefálicos da nossa série de estudos eram do tipo tri-ventricular, ou seja, 90% dos casos.

Os tipos de hidrocefalia da nossa série e as suas respectivas percentagens estão resumidas no gráfico abaixo:

16

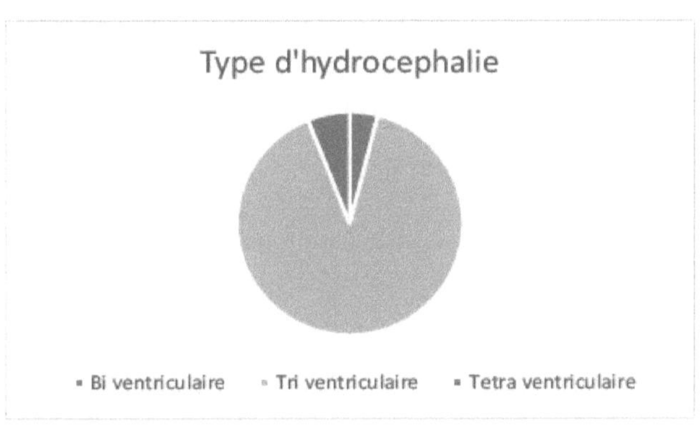

Gráfico 5: Distribuição dos tipos de hidrocéfalos da nossa série.

B-5-Etiologias de hidrocefalia :

As causas da hidrocefalia na nossa série de estudos e as suas respectivas percentagens estão resumidas no quadro seguinte:

Quadro III: Distribuição dos casos de hidrocefalia de acordo com a etiologia e a idade

Etiologias /Age	<1 mês	1 - 3 meses	3-6 meses	6 - 18 meses	2 anos
Malformativa	4	25	13	8	-
Tumor	-	-	-	1	12
Meningite pós-meningite	-	-	2	1	-
Pós-hemorrágica	1	-	-	-	-

Na nossa série, as causas malformativas foram a causa mais comum de hidrocefalia (50 pacientes ou 75%), seguidas de causas tumorais (13 pacientes ou 19%). Seguem-se causas infecciosas (4,5%) e causas pós hemorrágicas (1,5%).

As causas malformativas afectam principalmente os doentes com menos de 2 anos de idade.

As lesões tumorais encontram-se sobretudo em doentes com mais de 2 anos e afectam principalmente a fossa cerebral posterior.

Quadro IV: Distribuição dos casos de hidrocefalia por tipo de malformação

Type de la malformation	Effectif	%
Sténose de l'aqueduc de Sylvius	14	28
Myéloméningocéles	29	58
Dandy Walker	7	14

Myelomeningoceles é a principal causa malformativa da hidrocefalia com uma taxa de 58%, seguida pela estenose do aqueduto de Sylvius com uma taxa de 28% e, por último, a malformação de Walker com uma taxa de 14% (Quadro IV).

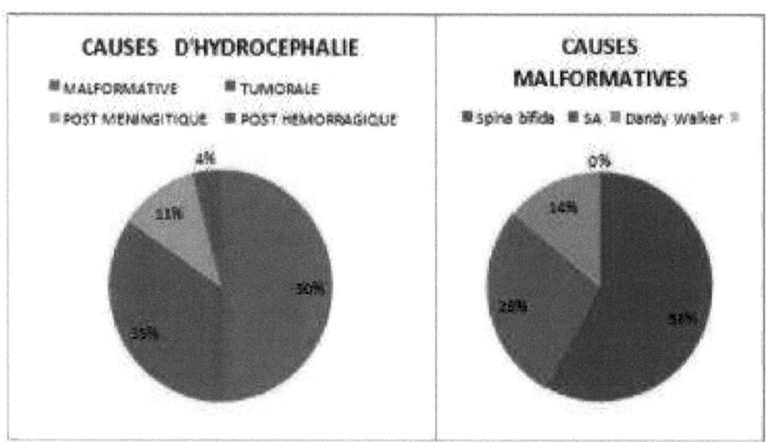

Gráfico 6: Distribuição das causas de hidrocefalia

C - Dados intra-operatórios :

C - 1-Gestão do tratamento endoscópico da hidrocefalia

Dos 67 procedimentos endoscópicos que realizámos durante o nosso estudo, só a SVC foi realizada 27 vezes (40%), a SVC/CPC combinada em 27 vezes (40%), e realizámos CPC sozinhos em 7 vezes (10%). 6 vezes (9%) nenhum procedimento foi realizado (estenose completa e bilateral dos orifícios de Monro) e decidimos remover o endoscópio e considerar a colocação de uma válvula de derivação ventriculoperitoneal.

A escolha do procedimento neuroendoscópico no nosso estudo depende da etiologia da hidrocefalia e dos dados radiológicos pré-operatórios.

A nossa estratégia era tratar toda a hidrocefalia através de cirurgia endoscópica.

Recomendamos a realização de : uma ventriculocisterternostomia isolada em todos os pacientes com hidrocefalia não comunicante, secundária a uma estenose do aqueduto de Sylvius, de origem congénita ou tumoral, qualquer que seja a idade do paciente; E para realizar um procedimento combinado, uma ventriculocistostomia associada à coagulação dos plexos coróides, no caso de hidrocefalia comunicante, em pacientes com hidrocefalia associada à mielomeningocele e em alguns casos de hidrocefalia pós meníngea. Realizámos a coagulação dos plexos coróides sozinhos em alguns casos de hidrocefalia tetra ventricular muito avançada com uma macrocrania muito grande (+3ds). (fig.16)

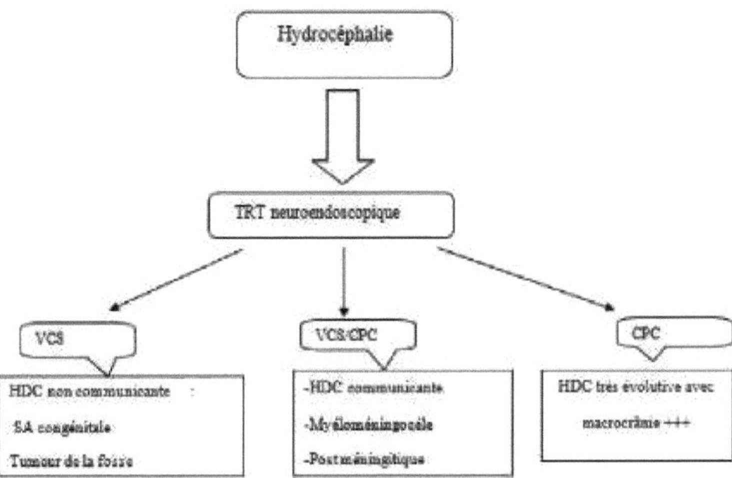

Figura 16: Gestão do tratamento endoscópico de hydrocephalus

Quadro V: Distribuição dos casos de acordo com o procedimento endoscópico

Type de geste	Effectif	%
VCS	27	40
CPC	7	10
VCS + CPC	27	40
Aucun	6	9

C -2- Dificuldades técnicas :

As dificuldades técnicas encontradas pelos cirurgiões durante a cirurgia endoscópica na nossa série estão resumidas na tabela seguinte:

**Quadro VI: Descrição das dificuldades técnicas
encontrado durante o procedimento cirúrgico**

Dificuldade técnica	Solução	EfTeclif	%
Hemonagy	Enxaguamento com soro frio	7 casos	11
QCA nublado	Enxaguamento com soro frio	Caso S	12
Buraco MONRO encolhido (passagem difícil)	Retrai: de Γ endoscópio	5 casos	9
Piso EATTON	Coagulação	1 caso	1.5
		3 casos	5
Corpos de mamíferos não visível	Utilização de outros marcador anatotniqne (CLIVUS)		
	Deflacionando o balão	3 casos	5
Biadicardia durante a inflação dos balões			
Quistos que interferem com a visão	Punção do cisto	1 caso	1.5

(quisto aiachnoid)

Difficulté technique	Solution	Effectif	%
Hémorragie	Rinçage au sérum salé tiède	7 cas	11
LCR trouble	Rinçage au sérum salé tiède	8 cas	12
Trou de MONRO rétréci (passage difficile)	Retrait de l'endoscope	5 cas	9
Plancher BATTON	Coagulation	1 cas	1.5
		3 cas	5
Corps mamillaires non visibles	Utilisation d'autre repère anatomique (CLIVUS)		
	Dégonflage du ballonnet	3 cas	5
Bradycardie lors du gonflage du ballonnet			
Kyste qui gêne la vision	Ponction du kyste	1 cas	1.5

(kyste arachnoïdien)

Na nossa experiência, foram encontradas várias dificuldades técnicas intra-operatórias, a mais frequente das quais foi a qualidade do QCA (nublado em 12% dos casos ou hemorrágico em 11% dos casos) tornando a visão impossível; a solução foi a abundante anelagem com soro sujo aquecido a 37°C.

Deve também notar-se que a decisão de remover o endoscópio é agora tomada para 6 casos com menos de 03 meses e que têm um buraco Monro estreito ou fechado (passagem impossível).

C- 3-Anatomical variants :

No decurso dos nossos procedimentos, encontrámos variantes anatómicas dos ventrículos laterais e do terceiro ventrículo, resumidas na tabela seguinte:

Quadro VII: Descrição das variações anatómicas observadas intra-operativamente

Variété anatomique	Effectif	%
Agénésie du septum LUCIDUM	25 cas	37
Sténose du trou de MONRO	6 cas	9
Plancher épais et étroit	16 cas	24
5e ventricule	3 cas	4
La membrane de LILIEQUISTE	Présente 24 cas	36
	Absente 2 cas	3
	Plusieurs 1 cas	1.5

Na nossa população estudada, os casos malformados representam uma maioria (50 casos ou 75%), o que explica a frequência das anomalias anatómicas encontradas durante a nossa cirurgia endoscópica e que por vezes nos incomodaram durante a realização do VCS.

D - Dados pós-operacionais:

D-1-Complicações pós-operatórias imediatas:

As complicações pós-operatórias imediatas registadas durante o nosso trabalho estão resumidas no quadro abaixo

Quadro VIII: Descrição das complicações cirúrgicas imediatas e gestão

Complication	Effectif	CAT
Fistule	2	Réparation chirurgicale
Crise convulsive	10	TRT médical
Collection sous durale	4	Surveillance clinique /RX
Méningite / ventriculite	1	DVE +antibiothérapie

Dos nossos 67 procedimentos cirúrgicos endoscópicos, registámos 17 complicações (25%) no período pós-operatório imediato, das quais as mais frequentes foram convulsões convulsivas em 10 casos (15%), seguidas de recolha subdural em 4 casos (6%) e fístula do LCR através da cicatriz do couro cabeludo em dois casos (3%). Em contraste, foram registadas complicações infecciosas (meningite ou ventriculite) em apenas um caso (1%).

D-2- Evolução pós-operatória :

Descrição do acompanhamento dos casos durante o estudo :

o Durante a hospitalização, o acompanhamento diário dos nossos pacientes por :

- temperatura (curva sistemática de temperatura :

- exame clínico, fontanela anterior, para lactentes, regressão ou não dos sinais de ICH para crianças mais velhas

- Ferida operatória: mudança de penso, procura de fugas de liquor...

o Após a alta, todos os nossos pacientes foram revistos um mês e depois de seis em seis meses para uma curva de perímetro craniano de seguimento para bebés e foi pedida sistematicamente uma ressonância magnética cerebral de seguimento para todos os pacientes

o Duração média da estadia

A duração média da estadia dos nossos pacientes na ala neurocirúrgica é de 24-48 horas. Este resultado é enganador uma vez que alguns pacientes foram operados para a patologia causal do hidrocefalia (tumor da fossa posterior, por exemplo) e outros apresentaram complicações no rescaldo imediato do tratamento, prolongando assim a estadia média no hospital.

	<48HEURE	>48HEURE
Nbr de cas	51	16

Descrição dos parâmetros de sucesso do VCS

Na nossa série, o sucesso do tratamento neuroendoscópico da hidrocefalia foi definido pela regressão completa e duradoura da sintomatologia clínica:

- Desaparecimento de sinais de ICH.

- Estabilização do perímetro craniano

- +/- desaparecimento dos sinais de hidrocefalia a.
imagem (desaparecimento dos sinais de reabsorção transepérmica e regressão do tamanho dos ventrículos)

- +/- ausência de qualquer tratamento cirúrgico de
hidrocefalia após VCS.

-Revisão do VCS :

Na nossa série, foram realizadas quatro revisões de estoma, o tempo médio entre os dois VCS foi de 2,7 meses.

Estas revisões envolveram: um caso de hidrocefalia relacionado com um tumor de fossa cerebral posterior; e dois casos de hidrocefalia associada a mielomeningocele, sendo o quarto um malformação de Dandy Walker.

Note-se que para estes quatro casos, observámos uma melhoria clínica após o primeiro VCS (ou seja, desaparecimento dos sinais de ICH para o primeiro caso; regressão da fontanela e do perímetro craniano para os outros três casos). Radiologicamente, a ressonância magnética do fluxo cerebral pós-operatório mostrou fluxo. Três meses mais tarde, a sintomatologia inicial reapareceu, pelo que pedimos uma nova RM de fluxo com os seguintes resultados: No caso do tumor de fossa cerebral posterior, não houve fluxo na ressonância magnética, o que nos levou a revisitar a VCS onde encontrámos um estoma obstruído, pelo que a reabrimos.

Relativamente aos dois casos de mielomeningoceles; não houve fluxo na ressonância magnética de controlo. O curso de acção era rever a SVC ou o estoma estava aberto para um caso que convertemos em derivação ventrículo-peritoneal; e obstruído para o outro caso que reabrimos.

No caso da má-formação do Dandy Walker, houve um fluxo na RM de controlo, pelo que colocámos uma válvula para este doente no início.

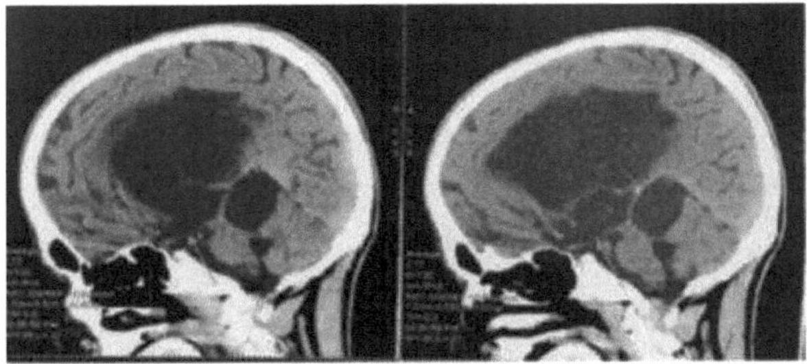

Figura 17: Ressonância magnética de controlo: estoma não funcional, fechado por uma membrana fina (realizado num dos nossos pacientes 3 meses após a VCS)

-Mortalidade :

A evolução dos nossos pacientes é infelizmente marcada pela ocorrência de duas mortes, o que representa uma taxa de mortalidade de 3%.

☐ O primeiro caso morreu após uma hemorragia intra-operatória: durante a coagulação do plexo coróide causámos uma lesão da artéria coróide que não conseguimos controlar, removemos o endoscópio e colocámos um sistema de drenagem externa, o paciente morreu 24 horas mais tarde.

☐ O segundo, que morreu após complicações infecciosas: o paciente apresentou uma fuga do LCR através da cicatriz operatória (note-se que este paciente tinha inicialmente uma macrocrania +3ds e um manto cortical muito fino na imagem); o nosso curso de acção foi: um penso de pressão e punções lombares; mas tendo em conta a persistência da fuga, procedemos à reparação cirúrgica da cicatriz (plastia). Infelizmente, o paciente desenvolveu ventriculite, o que motivou a equipa a colocar um sistema de drenagem externa e a iniciar um tratamento antibiótico adequado; o bebé morreu um mês mais tarde devido a desidratação.

E-Análise dos resultados :

☐ Dependendo da técnica endoscópica:

Nos doentes que recebem apenas SVC, a taxa de sucesso (26%) é muito elevada em comparação com a taxa de insucesso (1%), quase a mesma que para os doentes que recebem

SVC/CPD combinados, enquanto que para os que recebem apenas CPC a taxa de insucesso (3%) está muito próxima da taxa de sucesso.

Quadro IX: Descrição do sucesso e fracasso do tratamento endoscópico da hidrocefalia de acordo com a técnica utilizada.

Résultats		Succès	Échec	Échec en per opératoire
		Effectif	Effectif	
Technique	VCS	26	1	/
	CPC	4	3	/
	VCS+CPC	20	7	/
Total		50	11	6
		74,6%	16,4%	9%

Resultados	Sucesso	Falha	Falha de desempenho
	Effeztif	Effeztif	
Tecnologia VCS	26	1	/
CPC	4	3	I
VC5-CPC	20	7	!
Total	50	11	6
	74,6%	16,4%	9%

O grau de significância ($X^2 = 48,6$), os nossos resultados mostraram uma diferença altamente significativa (P<0,00001) entre a técnica endoscópica praticada (ou seja, VCS sozinho ou combinado com CPC) e o resultado do tratamento subsequente.

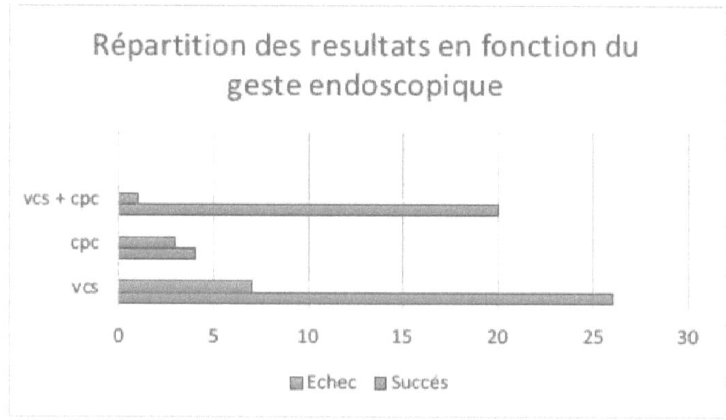

Gráfico 7: Distribuição dos resultados de acordo com a técnica cirúrgica

☐ Dependendo da idade dos pacientes

Na nossa série para pacientes com mais de dois anos a taxa de sucesso do tratamento endoscópico é de 100%, para pacientes entre 1 e 18 meses a taxa de sucesso é superior à taxa de insucesso quase o dobro; enquanto que para o grupo etário com menos de um mês a taxa de insucesso é 3% superior à taxa de sucesso de 1%. (Quadro X)

Quadro X: Descrição dos resultados por idade

	<1 mois	1–3 mois	3-6 mois	6-18 mois	2 ans
Succès	1	17	11	10	11
Echec	3	8	4	2	-

Para um risco consensual máximo de 5% e um grau de liberdade igual a 4 temos um valor X^2 =35,9 superior ao valor X2 tabular com um P<0,0000 feito a diferença é altamente significativa entre a idade do paciente e o sucesso/falha da cirurgia endoscópica hidrocefálica

Na população do nosso estudo, os resultados do tratamento endoscópico da hidrocefalia são influenciados pela idade dos pacientes (Gráfico 8)

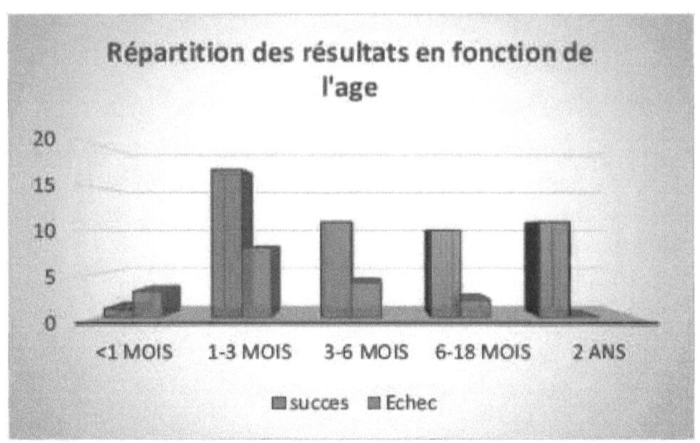

Gráfico 8: Distribuição dos resultados do tratamento de acordo com a idade

De acordo com o género dos casos

Na nossa série, nas raparigas a taxa de sucesso é superior à taxa de insucesso (34 casos de sucesso para 6 casos de insucesso), enquanto nos rapazes a taxa de insucesso é próxima da taxa de sucesso (16 casos de sucesso para 11 casos de insucesso) (Quadro XI)

Quadro XI: Distribuição dos resultados por género

Sexe	succès	Echec
Fille	34	6
garçon	16	17

-O grau de significância, (X2= 4,3) os nossos resultados mostraram uma diferença significativa (P<0,02) entre os resultados do tratamento endoscópico da hidrocefalia e o sexo do paciente na nossa série.
Ou seja, na nossa população de estudo os resultados do tratamento endoscópico da hidrocefalia dependem do sexo do paciente (Gráfico 9)

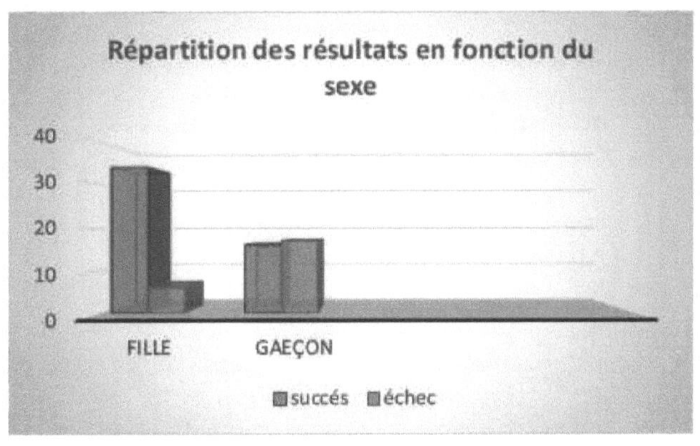

Gráfico 9: Distribuição dos resultados por género

Dependendo da etiologia da hidrocefalia

No nosso estudo registámos uma taxa de sucesso superior à taxa de insucesso no tratamento endoscópico da hidrocefalia congénita devido à estenose do aqueduto de Sylvius e à hidrocefalia adquirida secundária a uma lesão tumoral, enquanto que para a hidrocefalia pós-meningite ou pós-hemorrágica os resultados foram desanimadores (Tabela XII)

Quadro XII: Distribuição dos resultados de acordo com as causas da hidrocefalia.

Etiologies		Succès	Echec
Malformative	SA	19	1
	MM	18	11
	DW	4	3
Tumorale		13	-
Post méningitique		1	2
Post hémorragique		1	-

Ao nível do significado (X2), os nossos resultados mostraram a ausência de uma diferença significativa (P>0,05) entre as etiologias da hidrocefalia e os resultados do tratamento endoscópico da hidrocefalia na nossa série.

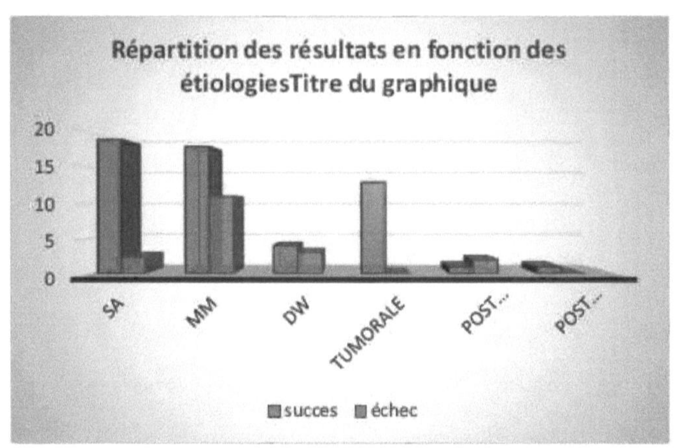

Gráfico 10: Distribuição dos resultados de acordo com a etiologia do hydrocephalus

De acordo com os exames para-clínicos pré-operatórios:

Durante este estudo, e de acordo com os resultados recolhidos, observámos que as indicações para o tratamento endoscópico da hidrocefalia após a RM cerebral dão melhores resultados (a taxa de sucesso de 17% é superior à taxa de fracasso de 3%).

Enquanto que para indicações retidas após a realização de um exame ao cérebro sem ressonância magnética cerebral a taxa de falha é mais importante 12%. (Quadro XIII)

Quadro XIII: Distribuição dos resultados de acordo com a imagem pré-operatória

	TDM	IRM	TDM+IRM
Succès	35	17	17
Echec	12	3	0

-O grau de significância, (X2= 19,4), os nossos resultados mostraram uma diferença significativa (P<0,00001) entre a imagem pré-operatória e o tratamento endoscópico da hidrocefalia na nossa série.

O sucesso ou fracasso do tratamento endoscópico dos nossos pacientes depende se a indicação foi dada após uma ressonância magnética cerebral ou não. Esta última permite uma melhor análise anatómica.

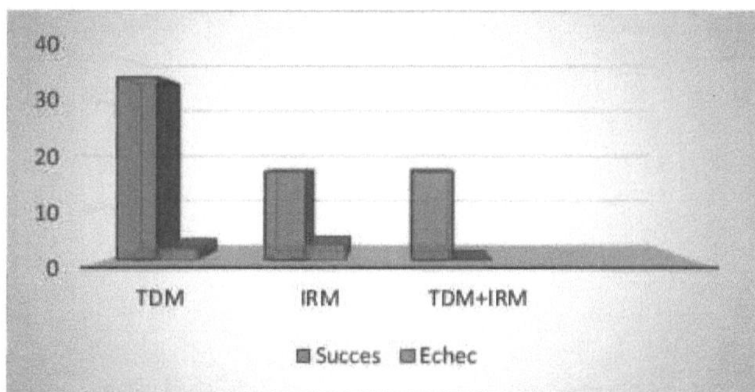

Gráfico 11: Distribuição dos resultados de acordo com a imagem pré-operatória

Em função do tipo de hidrocefalia :

Na nossa série, os melhores resultados do tratamento endoscópico da hidrocefalia são obtidos com hidrocefalia tri ventricular (taxa de sucesso85%). Para os outros dois tipos de hidrocefalia, bi e tetra ventricular, não existe quase nenhuma diferença significativa entre a taxa de insucesso e a taxa de sucesso. (Quadro XIV)

Quadro XIV: Distribuição dos resultados de acordo com o tipo de hidrocefalia

	Bi ventriculaire	Tri ventriculaire	Tétra ventriculaire
Succès	2	44	4
échec	1	13	3

Ao nível do significado (X2), os nossos resultados mostraram a ausência de uma diferença significativa (P>0,05) entre o tipo de hidrocéfalo e o resultado do tratamento endoscópico do hidrocéfalo na nossa série.

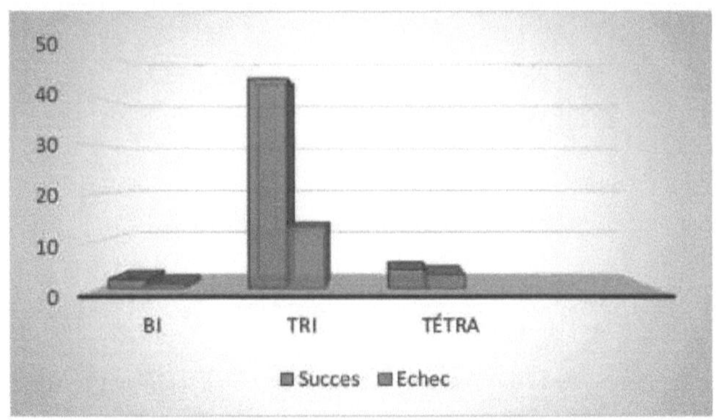

**Gráfico12 : Distribuição dos resultados de acordo com o tipo de
de hidrocefalia**

Consoante as dificuldades técnicas :

-O grau de significância, (X2= 36,21), os nossos resultados mostraram uma diferença significativa (P<0,000001) entre as dificuldades técnicas encontradas durante a cirurgia endoscópica hidrocefálica e os resultados finais da nossa série.

Assim, as dificuldades técnicas (principalmente representadas pela qualidade do LCR) influenciam fortemente o resultado do tratamento endoscópico da hidrocefalia nos nossos pacientes.

Quadro XV: Distribuição dos resultados de acordo com as dificuldades técnicas

Difficultés	Succès	Echec
Hémorragie	5	2
LCR trouble	2	6
Trou de MONRO rétrécis passage difficile	1	4
Plancher battons	0	1
Corps mamillaire non visibles	1	2
Bradycardie lors du gonflage du ballonnet	2	1
Kyste gène la vision	1	0

Dificuldades	Sucesso	Falha
Heinorrhagia	5	2
QCA nublado	z	6
Furo MONRO estreitou passagem difícil	1	4
Chão de viga	0	1
Nenhum corpo mamário visível	1	2
Bradicardia durante a inflação dos balões	z	1
Visão de cisto **genético**	1	0

Dependendo das variantes anatómicas

O grau de significância, (X2= 69,01), os nossos resultados mostraram uma diferença significativa (P<0,0000) entre as variantes anatómicas e os resultados do tratamento endoscópico no nosso estudo. Isto significa que as variantes anatómicas encontradas nos nossos pacientes durante os diferentes procedimentos endoscópicos influenciaram as taxas de sucesso do tratamento.

Tableau XVI : Répartition des résultats selon les variétés anatomiques

Variété anatomique	Succès	Échec
Agénésie du septum LUCIDUM	15	10
Sténose du trou de MONRO	0	6
	7	9
Plancher épais et étroit	3	0
5ème ventricule		
La membrane de LILIEQUISTE	Ouverte 24 cas	Ouverte 2 cas
	Absente 9 cas	Absente 2 cas
	Deux membranes 1cas	Plusieurs membranes 6 cas

V -DISCUSSÃO

Epidemiologia :

Idade :

A nossa série inclui 63 crianças até aos 15 anos de idade, durante um período de um ano. O número de casos nos estudos varia de centro para centro, por exemplo, na série publicada há o estudo de DECQ et al [1], que incluiu 38 casos; Gorayeb [2] relatou uma série de 36 pacientes com menos de 1 ano de idade. A maior série feita é relatada pela Warf [3], que envolveu 300 crianças.

A faixa etária de 1-3 meses foi a mais representada nos nossos pacientes 36%. Isto poderia ser explicado pela frequente etiologia malformativa da hidrocefalia no nosso estudo, que dizia respeito a quase todo este grupo etário.

Para pacientes com mais de dois anos com hidrocefalia de origem tumoral a taxa de sucesso foi de 100%, para pacientes entre 1-18 meses a taxa de sucesso é 77% superior à taxa de fracasso 22%; enquanto que para o grupo etário com menos de um mês a taxa de fracasso é superior a 75%.

Sexo: Segundo a literatura, há uma ligeira predominância masculina [4]. Esta predominância é parcialmente explicada pelo facto de que a hidrocefalia congénita pode ser transmitida em modo recessivo ligado ao sexo [5.6]. Em contraste com a nossa série há uma predominância de fêmeas antes dos 6 meses de idade.

Quanto aos resultados, a taxa de sucesso das raparigas é superior à taxa de insucesso, o que pode ser explicado pelo maior número de raparigas na nossa série.

Causas da hidrocefalia

Na nossa série, as malformações cerebrais representadas pela estenose congénita do aqueduto de Sylvius, mielomeningoceles e a malformação do dandy Walker foram as causas mais frequentes (74%). Podemos atribuir isto ao facto de que o nosso estudo dizia respeito a uma população pediátrica, sabendo que as causas da hidrocefalia variam de acordo com a idade (congénita ou malformativa em recém-nascidos e bebés, tumores cerebrais em crianças mais velhas e adultos).

A taxa de sucesso do tratamento endoscópico deste tipo de hidrocefalia depende do tipo de malformação, os melhores resultados da nossa série são obtidos em estenoses do aqueduto de Sylvius com uma taxa de sucesso de 92%.

Na literatura, contudo, as taxas de sucesso do SCV em bebés com estenose congénita de aqueduto Sylvius são inferiores às relatadas em crianças mais velhas e adultos com estenose de aqueduto adquirida. [7, 8, 9] A hidrocefalia associada à mielomeningocele pode ser obstrutiva ou comunicante. Como estes pacientes requerem tratamento desde a infância, o VCS não é tão bem sucedido, com taxas de insucesso de até 50% relatadas na literatura em pacientes com mielomeningocele [10]. Contudo, numa série recente, Warf et al [11] demonstraram bons resultados de até 78% em bebés com hidrocefalia associada a mielomeningocele tratados com VCS e coagulação do plexo coróide [12], embora haja uma hipótese de falha retardada que exija a colocação de shunt. [13].

Para malformações Dandy-Walker, identificámos 7 casos em que realizámos VCS associados ao CPC; os resultados foram satisfatórios em 4 casos. Na literatura, a informação relativa a esta malformação é contraditória, alguns autores tiveram uma taxa de sucesso entre 50% e 70%, outros autores relatam que todos foram geridos com sucesso. [5, 6, 12,14]

Para a hidrocefalia pós meníngea; registámos três casos no nosso estudo com uma taxa de sucesso de 5,7%; na literatura Warf et al [15,16] relataram os resultados de uma série de doentes pediátricos com hidrocefalia pós-infecciosa. As taxas de sucesso nestes pacientes foram inferiores às dos pacientes com hidrocefalia devido à estenose não infecciosa do aqueduto de Sylvius. A baixa taxa de sucesso após SCV neste grupo de pacientes está provavelmente relacionada com adesões e cicatrizes nas cisternas basais secundárias à infecção (aracnoidite).

Para hidrocefalia pós hemorrágica: no nosso estudo encontrámos apenas um caso para o qual comunicámos falha de tratamento endoscópico. Tem sido sugerido que em pacientes com hemorragia intraventricular neonatal, é provável que a obstrução esteja nas cisternas basais e vilosidades aracnóides, para além do aqueduto de Sylvius, tornando-os pobres candidatos a SCV. [17,18]

No nosso estudo descobrimos que o tratamento endoscópico foi 100% bem sucedido na hidrocefalia secundária a um tumor cerebral bloqueando o fluxo do LCR, e na literatura esta taxa é superior a 75%. [19]

Imagem pré-operatória

Idealmente, uma RM cerebral deve ser realizada antes de cada SCV [20], que desempenha um papel fundamental no diagnóstico etiológico, mas também fornece uma imagem global dos ventrículos e das suas relações anatómicas, a espessura do parênquima cerebral, o tamanho dos espaços subaracnoidais das cisternas basais, o chão do terceiro ventrículo e a posição da artéria basilar em relação à clavícula.

Esta situação "ideal" é contrariada por restrições relacionadas com a disponibilidade e o custo deste exame. Na nossa série, a indicação para VCS foi retida depois de apenas ter sido realizada uma tomografia cerebral em 60% dos casos. (Tumor da fossa cerebral posterior, estenose ou atresia do aqueduto de Sylvius)

No caso da gestão de emergência da hidrocefalia tri-ventricular aguda relacionada com um processo expansivo, a TC ao cérebro demonstrou ser suficiente para a indicação de SCV.

Tipo de hidrocefalia

A hidrocefalia tri ventricular foi a mais representada na nossa série com uma frequência de 90%, o que poderia ser explicado pelo facto de a grande maioria da hidrocefalia ter como causa uma estenose do aqueduto do Sylvius, quer congénita ou adquirida relacionada com um tumor da fossa cerebral posterior, uma estenose pós hemorrágica ou pós infecciosa do aqueduto do Sylvius.

Na literatura, os pacientes com obstrução entre o terceiro ventrículo e os espaços subaracnoidais corticais são potenciais candidatos a SCV, enquanto a obstrução ao nível das vilosidades aracnoidais ou fluxo venoso no seio sagital superior é uma contra-indicação absoluta. [18]

Técnica de funcionamento

Na minha experiência no departamento de neurocirurgia da CHU de Oran, a nossa estratégia no tratamento da hidrocefalia em casos pediátricos varia de acordo com os dados radiológicos e especialmente com a etiologia da hidrocefalia. Normalmente realizamos uma SVC sozinhos para hidrocefalia não comunicante secundária à estenose congénita do aqueduto de Sylvius.

Realizamos um procedimento VCS/CPC combinado em pacientes com hidrocefalia comunicante ou mielomeningocele; o VCS para desviar o obstáculo (estenose do aqueduto) e o CPC para diminuir a secreção do LCR porque há uma diminuição da reabsorção do LCR. (A diminuição da reabsorção do LCR deve-se quer à imaturidade dos espaços subaracnoidais quer à síndrome polimorfológica).

Para hidrocefalia de origem tumoral, realizamos o LCR sozinho sem CPC porque há uma obstrução ao fluxo do LCR sem anomalias na secreção ou absorção do LCR.

Relativamente à hidrocefalia pós meníngea: existe uma estenose do aqueduto de Sylvius devido a fenómenos inflamatórios associados às sinéquias dos espaços sub-aracnoidais e à destruição das vilosidades de Pacchioni. O nosso curso de acção é realizar um VCS para desviar o obstáculo associado a um CPC para reduzir a secreção porque há uma redução na reabsorção do CSF

Enquanto na hidrocefalia pós hemorrágica há precipitação de produtos de degradação de fibrina nas vias de saída do LCR, a nossa estratégia foi a de realizar um LCR porque há uma obstrução do aqueduto de Sylvius, frequentemente associada ao CPC.

Na literatura foram publicadas várias atitudes, a de Warf BC [10] é a mais adaptada à nossa estratégia de gestão da hidrocefalia pediátrica.

Para a realização de um CPC apenas, foi reservado especialmente para pacientes hidrocefálicos muito avançados que apresentam uma macrocrania significativa com fins mentais corticais, bem como para pacientes hidranencefálicos.

Variações anatómicas

Alguns autores relatam variações na anatomia dos ventrículos laterais e do terceiro ventrículo durante a VSC em mais de um terço dos casos [21,22].

No nosso estudo, que envolveu uma população pediátrica, a hidrocefalia foi malformadora em mais de dois terços dos casos (73%), daí a frequência das variações anatómicas que por vezes dificultavam a realização da cirurgia endoscópica.

Entre estas variações anatómicas, temos :

□ Agenesia do septum lucidum e estenose do foramen del Monro:

R hode e Gilsbach encontraram na sua série de 25 pacientes: um caso de agenesia septal e dois casos de forame estreito de Monro, mas nenhuma destas variações anatómicas interferiu com o desempenho da SVC [23].

Na nossa série encontramos 25 casos de agenesia septal (37%) que não interferiram com o VCS, pelo contrário, permitiu-nos ver lateralmente o forame de Monro e coagular os dois plexos coróides (Fig.18). Por outro lado, na nossa série encontramos seis casos de estenose do foramen magnum (Fig. 19) onde abandonámos o tratamento endoscópico e colocámos um shunt ventrículo-peritoneal.

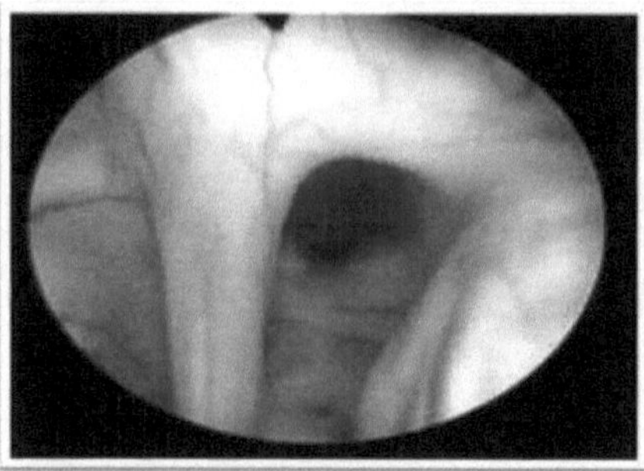

Figura 18: Agenesia interventricular septal (paciente do departamento de neurocirurgia da CHUO)

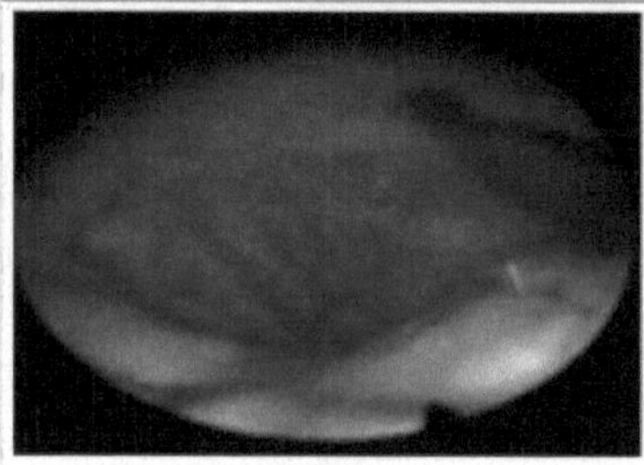

Figura 19: Estenose do forame do Monro (paciente do departamento de neurocirurgia da CHUO)

□ Variantes anatómicas do chão da V3:(fig. 20.21.22)

Na literatura, as variações anatómicas mais frequentes do pavimento são :

-chave: para alguns autores o chão pode ser relaxado e muito espesso no caso de hidrocefalia aguda (por exemplo, hidrocefalia relacionada com um tumor de fossa cerebral posterior) tornando a visualização dos corpos mamários muito difícil [21].

- O chão pode ser fino e abaulado para baixo na cisterna inter-peduncular devido ao gradiente de pressão entre o terceiro ventrículo e os espaços sub-aracnoidais, segundo alguns autores esta situação é frequentemente encontrada no caso da hidrocefalia a longo prazo relacionada com a estenose do aqueduto de Sylvius, por exemplo [21].

Na nossa série encontramos um pavimento espesso e estreito na hidrocefalia pós-tumoral que impedia a identificação dos corpos mamários e o desempenho da SVC. Um chão fino abaulado na maioria dos hidrocéfalos de origem congénita, pelo que fizemos uma coagulação fina destes últimos com o bipolar, de modo a poder perfurá-lo.

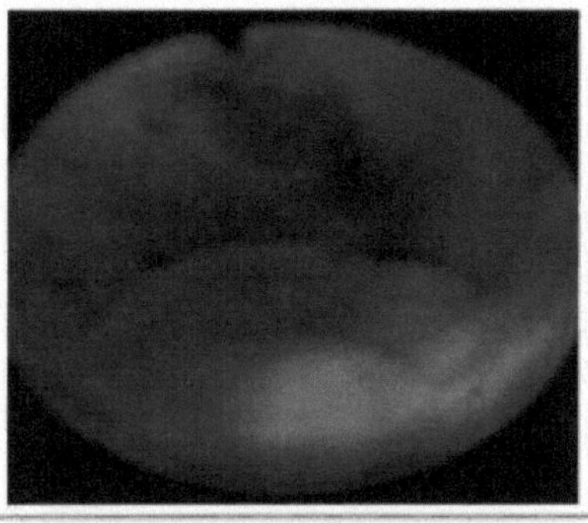

Figura 20: Quadro espesso (paciente do departamento de neurocirurgia do Hospital Universitário)

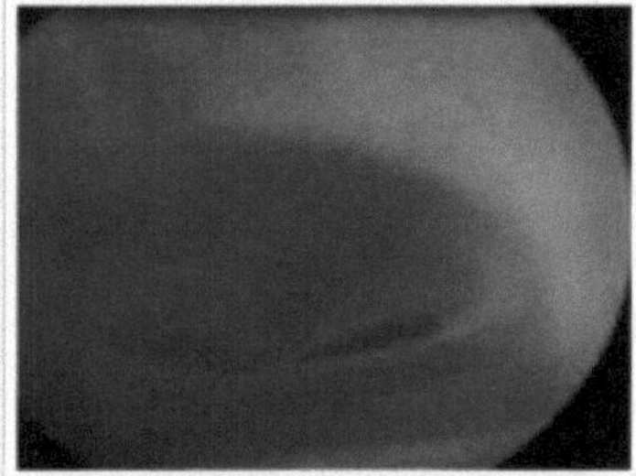

Figura 21: Piso flutuante (paciente do departamento de neurocirurgia do Hospital Universitário de Genebra)

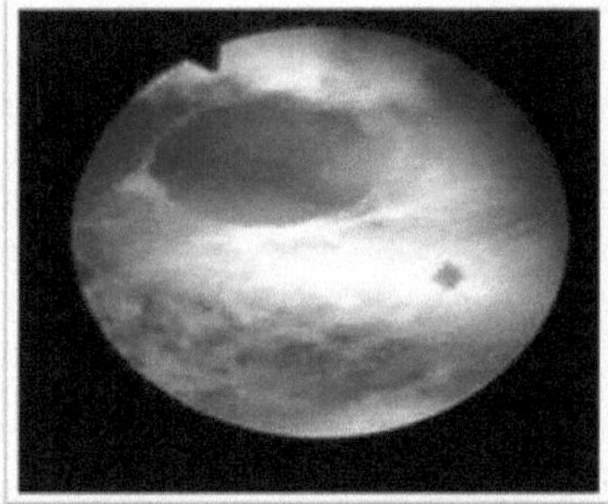

Figura 22: Piso transparente (paciente do departamento de neurocirurgia do CHUO)

Complicações:

Infecções e descargas -CSF

Na literatura, as infecções representam a maioria das complicações inespecíficas da VCS, a sua taxa varia de 1 a 5% [24, 25, 26], incluindo infecções de cicatrizes cirúrgicas, infecções ventriculares e meningite.

Schroeder et al reportam 2% de meningite após a SVC [27]; na série Nancy, apenas um caso de meningite na sala de operações [19].

Na nossa série, a baixa incidência de infecção em comparação com as válvulas de derivação do LCR (1 a 40% com uma média de 8,5% de acordo com Whitehead e Kestle [28]) contribuiu para o interesse renovado nas derivações do LCR.

A fuga do QCA através da cicatriz da SVC (Fig. 23) é uma complicação característica da SVC, cuja incidência tem sido relatada na literatura para variar entre 0,7 a 7% dos casos [29, 30, 31, 32, 33, 34]. Pensa-se que ocorre mais frequentemente em bebés devido a pele mais fina e espaços subaracnoidais imaturos [34].

Em muitos casos, as repetidas perfurações lombares subtractivas são a solução para estas descargas, revelando a possibilidade de adaptação progressiva da hidrodinâmica do LCR ao estoma [20, 32, 35].

Contudo, estas descargas são um factor de risco para a meningite e podem indicar uma disfunção precoce da SVC [20].

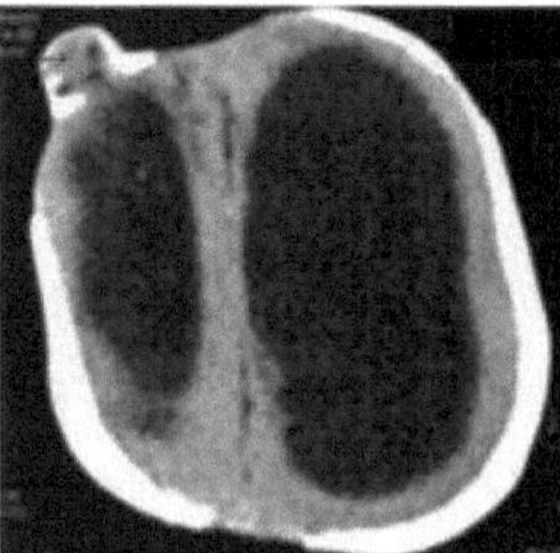

Figura 23: TAC cerebral de um dos nossos pacientes com uma fístula do LCR (seta)

-colecções sub-durais (fig.24), (fig.25): representam a segunda complicação hemorrágica mais frequente após a hemorragia intraventricular na literatura [36,37, 38, 39,40]. No entanto, a sua incidência é bastante baixa (cerca de 2%) [26, 31, 41]. Estas recolhas são devidas a uma queda significativa na pressão intracraniana quando o estoma é aberto, mas sobretudo a um possível esgotamento do QCA no início ou fim da operação [34,42]. Estas colecções são particularmente visíveis em crianças com um fino manto cortical e uma hidrocefalia significativa [43]. Estas colecções são geralmente assintomáticas mas em alguns casos (efeito de massa, colecta sintomática) a evacuação cirúrgica é necessária [42,44].

Na nossa série, encontrámos 4 colecções subdurais [8%] após a realização do VCS. Estas colecções eram assintomáticas e foram descobertas incidentalmente, e nenhum tratamento cirúrgico foi considerado.

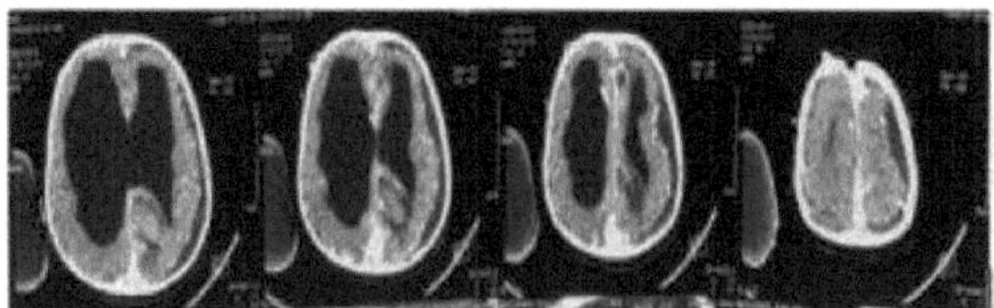

Figura 24: Controlo de tomografia computorizada de um dos nossos pacientes mostrando colecções subdurais

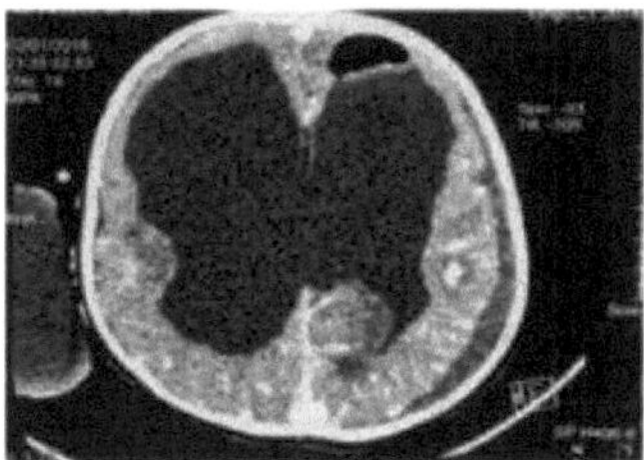

**Figura 25: TAC de controlo cerebral mostrando uma colecção subdural com pneumocefalia
após VCS no nosso departamento**

- Complicações hemorrágicas (fig.26)

Como em toda a cirurgia "endoscópica", o controlo de hemorragias durante a neurocirurgia
endoscópica é difícil devido ao pequeno campo operatório.

Estes acidentes hemorrágicos podem ser :

- de baixa abundância de vasos subependymal, a sua incidência varia entre

1 e 3% na literatura [24, 30, 36]. A hemorragia dos bordos do estoma em geral, que não
interfere com o VCS, é controlada quer por irrigação com soro sujo aquecido a 37°, quer por
coagulação fina.

- A artéria basilar ou o segmento Pl da artéria cerebral posterior estão normalmente
envolvidos. A artéria basilar ou o segmento Pl da artéria cerebral posterior está normalmente
envolvido. A conversa deve ser rápida, e um shunt externo do QCA é realizado. Esta
complicação continua a ser potencialmente fatal.

Na nossa série, houve apenas um caso de hemorragia intraventricular significativa.

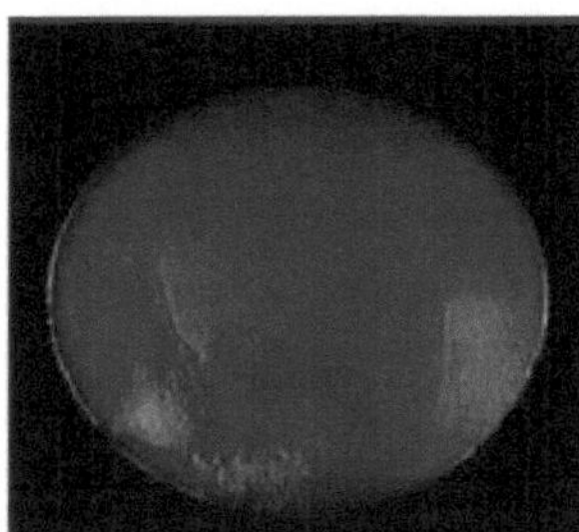

**Figura 26: Vista endoscópica: hemorragia intraventricular que ocorre num dos nossos pacientes
durante um CPC**

-Danos neurológicos: Entre estas complicações:

- deficiência de funções superiores :

A confusão e obnubilação pós-operatória foram relatadas na literatura com uma incidência de
1 a 46% no SCV. Ocorrem na maioria dos casos após lesão do tronco cerebral, hemorragia
subaracnoídea maciça ou compromisso intra-operatório de irrigação contínua [32].

-Devido à contusão do fórnix e dos corpos mamários durante o procedimento endoscópico, as incidências variam na literatura entre 1,2% e 11,1% [10].

Nenhum dos pacientes da nossa série teve qualquer destes sintomas após a realização do VCS.

A comitidão pós-SCV também foi descrita na literatura mas é rara e resulta geralmente de uma condição geral pré-existente [32].

Na nossa série registámos 10 casos de comitividade pós-cirurgia endoscópica; em relação ao estado inicial do paciente (hiponatremia - desidratação).o ionograma destes pacientes foi perturbado a maioria dos nossos pacientes estavam malformados e desnutridos Não está certamente relacionado com a realização do VCS.

- Perturbações oculomotoras: estas estão relacionadas com danos do nervo oculomotor durante a inflação de balões. Schroeder et al reportam 1,6% de paresia oculomotora transitória após VCS [148]. - Alguns autores relatam que em 1-2% dos casos a hemiparesia pode ser permanente após VCS [37, 50].

- Lesões tipotalâmicas e perturbações neurovegetativas: resultantes da distensão dos seus núcleos por irrigação excessiva ou estiramento do chão do ventrículo durante a SCV.

A incidência desta bradicardia é de 40% [20,51] e não tem consequências na maioria dos casos, exigindo apenas uma deflação do manguito.

Alguns casos de assistolia e paragem cardíaca foram descritos na literatura [25, 52].

Na nossa série, registámos 3 casos de bradicardia após deflação por balão.

O insípido diabético é uma complicação bem conhecida do SCV, mas como é normalmente transitório, a sua incidência não é bem conhecida [27, 40, 53].

Nenhum caso de diabetes insípido foi descrito na nossa série.

Outras perturbações metabólicas são descritas mas são menos comuns e não foram encontradas no nosso estudo, tais como amenorreia secundária, perturbação da secreção de ADH, hiperfagia, perda de sede.

-Hipertermia transitória após SCV pode estar relacionada com disfunção hipotalâmica, mas também pode estar relacionada com inflamação asséptica do ependyma. Em todos os casos, persiste durante 48 horas após a SVC [54].

Revisão do VCS :

Na literatura, as obstruções remotas da SVC são geralmente secundárias à formação de tecido de cicatriz epenodérmica [46,55].

Foi descrita a formação de uma nova membrana aracnóide na cisterna inter peduncular [56]. Poucos estudos relatam resultados a longo prazo sobre a revolução da SVC, para alguns autores a probabilidade de disfunção da SVC após cinco anos é quase nula [46, 53, 57].

Na literatura é relatada uma taxa de 75% a 80% de estoma funcional a um ano, esta taxa seria de 72% a 15 anos. Se compararmos estas taxas com as de shunts ventrículo-peritoneais, para as quais é relatada uma taxa de 50% de disfunção aos 2 anos [20].

Por outro lado, se a maioria das disfunções da VCS ocorrer no primeiro ano, isto não elimina a monitorização a longo prazo do estoma, uma vez que existe sempre a possibilidade de ocorrência remota destas complicações, e os pacientes ou os seus pais devem ser informados.

O sucesso do VCS

Mais uma vez, na literatura, as opiniões divergem quanto à definição de sucesso do VCS*.

Para Cinalli, é o desaparecimento dos sinais radiológicos de hidrocefalia [46].

Para Fukuhara, a ausência de qualquer cura cirúrgica da hidrocefalia após VCS [36].

Para Hopf, a regressão parcial ou completa da sintomatologia define o sucesso do VCS [58].

Na nossa série, o sucesso do VCS foi definido pela regressão completa e duradoura da sintomatologia ou melhoria clínica associada ao desaparecimento dos sinais de neuroimagem da hidrocefalia.

De acordo com a nossa definição, a taxa de sucesso do tratamento endoscópico da hidrocefalia na nossa série é de 74,62%.

Comparação da taxa de sucesso da SVC: entre as nossas séries e as relatadas na literatura (série pediátrica)

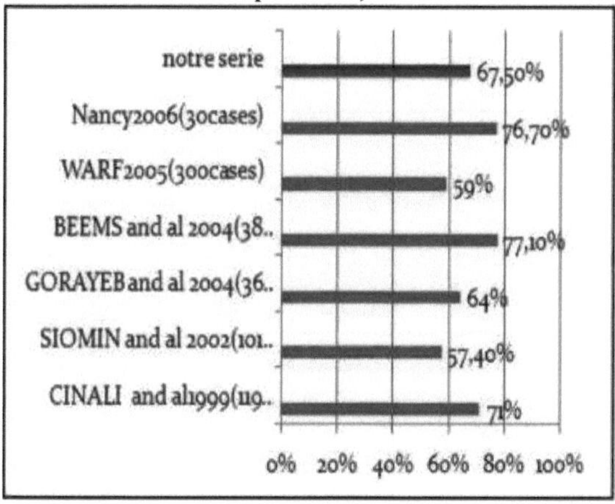

41

- A série de Siomin et al. inclui apenas pacientes com hidrocefalia

Infecção pós hemorrágica e/ou CSF [59].

- Na série Warf, 81,3% dos pacientes tinham menos de um ano de idade quando a SVC foi realizada.

A hidrocefalia foi pós-infecciosa em 60% dos casos [15].

- A série de Gorayeb está limitada a crianças com menos de 1 ano de idade [2].

**Quadro XX: Manobras de fluido cerebroespinhal e
gestão da hidrocefalia pediátrica - E-B-claus
chmideck & Sweet-2005-p501**

Taux de succès élevés (≥75%)	• Sténose acquise de l'aqueduc • Tumeurs obstructives • Tectal • Pinéal • Thalamique • Intraventriculaire
Taux de succès intermédiaire (50 à 70%)	• Myéloméningocèle (préalablement dérivé) • Sténose congénitale de l'aqueduc • Anomalie Kystique (K. arachnoïdien, Dandy-Walker) • Patient préalablement dérivé avec difficulté • Syndrome des ventricules fentes • Infections/dysfonction récidivantes de dérivation
Taux de succès faible (75%≥)	• Myéloméningocèle (non dérivé) • Hydrocéphalie post-hémorragique • Hydrocéphalie post-infectieuse

Níveis elevados de açúcar (>75%)	■ Stenose adquire a Faqueduc ■ Tumores obstrutivos ■ Tecta! "Pineal " Thalamic ■ Iatraventriculaure
Taxa de sucesso intermédia (50 a 70%)	■ Myelomeningocele (anteriormente derivado) ■ Faqueduc estenose congénita ■ Anotnalia cística (aiachnoid K.) Dandy-WAer) ■ Paciente previamente derivado com dificuldade ■ Síndrome da fenda ventricular ■ Infecções recorrentes /dysfbncti-DEa de derivação
Baixa taxa de sucesso (75%>)	■ J, £yёloтЁШ1щосЁ1e (o meu derive) ■ Hydrecepbalie poit-hemonaziciiE ■ Hydrocephalus poit-iHtectiEUie

A selecção das indicações do VCS :

Na literatura, todos os pacientes com obstrução entre o terceiro ventrículo e os espaços subaracnoidais corticais são potenciais candidatos a SCV, enquanto a obstrução ao nível das vilosidades aracnoidais ou fluxo venoso no seio sagital superior é uma contra-indicação absoluta. [18]

Rekate [18] recorda que para além da hidrocefalia neonatal secundária à obstrução de vilosidades aracnóides ou veias de drenagem, a hidrocefalia comunicante é na maioria das vezes o resultado da obstrução do fluxo do LCR entre os espaços subaracnóides espinhais e os espaços subaracnóides corticais.

Como a cisterna inter-peduncular está localizada acima das cisternas basais, alguns pacientes

A apresentação de hidrocefalia comunicante pode ser tratada através da realização de um VCS

As indicações para o VCS vão além da hidrocefalia "não comunicante" no sentido de Dandy para incluir alguma hidrocefalia "comunicante". [19]

Quatro pacientes da nossa série com hidrocefalia tetra ventricular foram tratados com sucesso com a VCS e a coagulação dos coróides.

Grant e McLone observam que "qualquer paciente com hidrocefalia é um Candidato a SCV" [60].

Contudo, esta declaração deve ser qualificada e é necessária uma selecção de pacientes de acordo com parâmetros clínicos e para-clínicos antes de ser dada a indicação do VCS.

Como discutido anteriormente, é ideal realizar uma ressonância magnética cerebral antes de cada tratamento endoscópico de hidrocefalia, uma vez que nos dá uma melhor análise dos ventrículos, espaços subaracnoidais, bem como análise do fluxo do LCR, é um importante instrumento de decisão que pode prever com certeza a eficácia do VCS e permite a expansão das indicações do VCS para além da hidrocefalia não comunicante.

Na nossa série, a RM cerebral pré-operatória nem sempre foi possível, quer porque o nível socioeconómico dos nossos pacientes é muito baixo, quer porque este exame nem sempre está disponível ou é viável para crianças pequenas, especialmente no caso de hidrocefalia tri-ventricular, claramente não comunicante; uma TAC cerebral pode ser suficiente num contexto de emergência.

VI - CONCLUSÃO

Em todas as especialidades cirúrgicas existe actualmente uma tendência para procurar métodos minimamente invasivos que reduzam as complicações pós-operatórias e melhorem o resultado da cirurgia.

Na neurocirurgia, esta técnica, conhecida desde o início do século XX, ganhou real importância e provou a sua segurança e eficácia nos últimos anos, graças ao progresso técnico e melhorias no equipamento endoscópico.

Na nossa série de 67 procedimentos realizados em 63 pacientes pediátricos, as etiologias malformativas predominantes (75%) foram marcadas pela frequência de variantes anatómicas e dificuldades técnicas, reduzindo as hipóteses de sucesso do tratamento neuroendoscópico.

As etiologias tumorais encontradas em 35% são marcadas por uma melhor eficácia da endoscopia.

REFERÊNCIAS

[1] . DECQ.PH; Anatomia endoscópica ventricular. Morfologia, 2005 89 12 21, Masson paris.

[2] . GORAYEB RP; CAVALHEIRO S., ZYMBERG SY. Terceira ventriculostomia endoscópica em crianças com menos de 1 ano de idade. J Neurocirurgia (Pediatria 5) 2004; 100: 427-429

[3] . WARF BC. Hydrocephalus no Uganda: A predominância da origem infecciosa e do tratamento primário com terceira ventriculostomia endoscópica. J Neurocirurgia 2005; 102(1 Suppl):1-15.

[4] . ARTHUR E., LYONS M. D. Hydrocephalus ilustrou pela primeira vez.Neurosurg 1995. 37. : 511-513.

[5] . RODRIGUEZ CRIADO G., PEREZ AYTES A., MARTINEZ F., VOS Y.J., VERLIND E., GONZALEA.,et all. X-linked hydrocephalus: outras duas famílias com uma mutação L1.Genet Couns. 2003, 14(1):57-65.

[6] . SCHRANDER-STUMMPEL C.T., VOS Y.J. Do gene à doença; X-linked hydrocephalus e LiCAM.

[7] . ELGAMAL EA, EL-DAWLATLY AA, MURSHID WR, EL-WATIDY SM, JAMJOOM ZA. Terceira ventriculostomia endoscópica para hidrocefalia em crianças com menos de 1 ano de idade.

[8] . BEEMS T., GROTENHUIS JA. Complicações a longo prazo e definição de falhas de procedimentos neuroendoscópicos Síndrome do Nervosismo Infantil 2004; 20: 868-877

[9] . SINGH D, GUPTA V, GOYAL A, SINGH H, SINHA S, SINGH AK, et al. Terceira ventriculostomia endoscópica em hidrocefalia obstruída. Neurol Índia 2003; 51:39-42.

[10]. WARF BC Comparação da terceira ventriculostomia endoscópica isolada e combinada com cauterização do plexo coróide em bebés com menos de 1 ano de idade: um estudo prospectivo em 550 crianças africanas. J Neurocirurgia 2005. 103(6 Suppl): 475-481.

[11]. WARF BC, Campbell JW. Terceira ventriculostomia endoscópica combinada e cauterização do plexo coróide como tratamento primário de hidrocefalia para bebés com mielomeningocoele: Resultados a longo prazo de um estudo prospectivo de intenção de tratamento em 115 bebés da África Oriental. J Neurosurg Pediatr 2008; 2:310-6.

[12]. MOHANTY A, BISWAS A, SATISH S, PRAHARAJ SS, SASTRY KV. Opções de tratamento para a malformação de Dandy-Walker. J Neurocirurgia 2006;105(5 Suppl):348-56.

[13]. MOORTHY RK, RAJSHEKHAR V. Gestão da hidrocefalia associada à encefalocoele occipital utilizando a terceira ventriculostomia endoscópica: Relatório de dois casos. Surg Neurol 2002;57:351-5.

[14]. GARG A, SURI A, CHANDRA PS, KUMAR R, SHARMA BS, MAHAPATRA AK. terceira ventriculostomia endoscópica: 5 anos de experiência no all india institute of medical sciences. neurosurg pediatr 2009; 45; 1-5.

[15]. WARF BC. Hydrocephalus no Uganda: A predominância da origem infecciosa e do tratamento primário com terceira ventriculostomia endoscópica. J Neurocirurgia 2005;102(1

Suppl):1-15.

[16]. WARF BC, DAGI AR, KAAYA BN, SCHIFF SJ. Sobrevivência de cinco anos e resultado do tratamento para hidrocefalia pós-infecciosa em bebés ugandeses. J Neurosurg Pediatr 2011;8:502-8

[17]. Fukuhara T, Shimizu T, Namba Y. Eficácia limitada da terceira ventriculostomia endoscópica para hidrocefalia após hemorragia subaracnoidea aneurismática. Neurol Med Chir (Tóquio) 2009;49:449-55.

[18]. Rekate HL. Selecção de pacientes para terceira ventriculostomia endoscópica. Neurosurg Clin N Am 2004;15:39-49.

[19]FREPPEL SEBASTIEN .la ventriculocisternostomie dans le traitement de l'hydrocephalie et étude retrospective de 68patients ; thesis de medecine Nancy2006

[20]. CINALLI G., DI ROCCO C., MASSIMI L., SPENNATO P., CIANCIULLI E., TAMBURRINI G. Terceira ventriculostomia endoscópica no tratamento da hidrocefalia em pacientes pediátricos. Adv Tech Stand 2006; 31: 1 19-21 9

[21]. DECQ P. Anatomia endoscópica dos ventrículos Pediatric hydrocephalus (Cinalli G., Maixner WJ., Sainte- Rose C.) Springer, Milão, 2004: 351-359.

[22]. VINAS FC, DUJOVNY N, DDUJOVNY M. Base microanatómica para a terceira ventriculostomia. Minim Invas Neurosurg 1996; 39: 11 6-1 21.

[23]. ROHDE V., GILSBACH JM. Anomalias e variantes da anatomia endoscópica para a terceira ventriculostomia. Min lnvas Neurosurg 2000; 43: 11 1-1 17

[24]. BEEMS T., GROTENHUIS JA. Complicações a longo prazo e definição de falhas de procedimentos neuroendoscópicos Síndrome do Nervosismo Infantil 2004; 20: 868-877

[25]. TEW JM., VAN LOVEREN HR., KELLER JT. Atlas da microneurocirurgia operatória vol. 2. Tumores cerebrais. W.B. Saunders Company, 2001/127

[26]. SCHROEDER HWS, OERTEL J, GAAB MR. Incidência de complicações na cirurgia neuroendoscópica. Childs Nerv Syst 2004; 20: 878-883

[27]. STOLL C., ALEMBIK Y., DOTT B., ROTH MP. Um estudo epidemiológico dos factores ambientais e genéticos na hidrocefalia congénita. Eur J Epidemiol 1992; 8 (6): 797-803

[28]. WHITEHEAD WE., KESTLE .IRW. O tratamento das infecções por derivação do líquido cefalorraquidiano. Pediatr Neurosurg 2001; 35: 205-21 0

[29]. BUXTON N., MACARTHUR D., MALLUCCI C., PUNT J., VLOEBERGHS M .Neuroendoscopic third ventriculostomy in patients less than 1 year old. Pediatr Neurosurg 1998; 29: 73-76

[30]. GANGEMI M., DONAT1 P., MAIURI F., LONGATTI P., GODANO U., MASCARI C .Endoscopic third ventriculostomy for hydrocephalus. Neurocirurgia Mínima Invasiva 1999; 42:128-1 32

[31]. SCHROEDER HWS, NIENDORF W-R, GAAB MR. Complicações da terceira ventriculostomia endoscópica.J Neurocirurgia 2002; 96: 1032-1040

[32]. SIOMIN V., WEINER H., WISOFF J., CINALLI G., PIERRE-KHAN A., SAINTEROSE C., ABBOTT R., ELRAN H., BENI-ADANI L., OUAKINE G., CONSTANTINI S. Terceira ventriculostomia endoscópica de repetição: vale a pena tentar? Childs Nerv Syst 2001; 17: 551-555

[33]. TAMBURRINI G., CALDARELLI M., MASSIMI L., RAMIREZ-REYES G. DI ROCCO C. Terceira ventriculostomia primária e secundária em crianças com hidrocefalia e mielomeningocele. Childs Nerv Syst 2004; 20: 666

[34]. TEO C. Complicações da terceira ventriculostomia endoscópica. In: Hidrocefalia Pediátrica. Cinalli

G., Maixner J. Sainte-Rose C. 2004 Springer, Milão, pp 41 1-420

[35]. NISHIYAMA K., MORI H., TANAKA R. Alterações na hidrodinâmica do líquido cefalorraquidiano após terceira ventriculostomia endoscópica para hidrocefalia não comunicante dependente de shunt-dependente. J Neurocirurgia 2003; 98: 1027-1 031

[36]. FUKUHARA T., VORSTER SJ., LUCIANO MG. Factores de risco de falha da terceira ventriculostomia endoscópica para hidrocefalia obstrutiva. Neurocirurgia 2000; 46: 11 00-1 1 11

[37]. JONES RFC, KWOK BCT, STENING WA, VONAU M. O estado actual da terceira ventriculostomia endocópica na gestão da hidrocefalia não comunicante.1994; 37: 28-36

[38]. OKA K., YAMAMOTO M., IKEDA K., TOMONAGA M. Terapia endoneurocirúrgica flexível para estenoses aquedutoras. Neurocirurgia 1993; 33: 236-243

[39]. SAINTE-ROSE C., CHUMAS P. Terceira ventriculostomia endoscópica. Tech IVeurosurg 1996; 1: 176-184

[40]. TEO C., JONES RFC., STENING WA.
Neuroendoscopic third ventriculostomy.in: Hydrocephalus: pathogenesis and treatment. Matsumoto SSpringer, Nova Iorque, 1991, pp 65-78

[41]. GENLTORL L., PERETTA P., MUSSA F., GIORDANO F. Endoscopic third ventriculostomy in children: a idade e a etiologia dos factores preditivos hidrocefálicos influenciam o resultado em pacientes tratados primária e secundariamente? Uma série de 328 pacientes e 353 procedimentos. II Congresso CURAC, Munique, 8 de Outubro de 2004

[42]. SGARAMELLA E., CASTELLI G., SOTGIU S. Colecção subdural crónica após terceira ventriculostomia endoscópica. Acta Neurochir 2004: 146: 529-530

[43]. BOSCHERT J., HELLWIG D., KRAUSS JK. Terceira ventriculostomia endoscópica para disfunção do shunt em hidrocefalia oclusiva: acompanhamento e revisão a longo prazo. J Neurocirurgia 2003; 98: 1032-1 039

[44]. JONES RFC, STENING WA, BRYDON M. Terceira ventriculostomia endoscópica. Neurocirurgia 1990; 26:86-92

[45]. ABTIN K, THOMPSON BG, WALKER ML. Perfuração da artéria basilar como complicação da terceira ventriculostomia endoscópica. Pediatr Neurosurg 1998; 28: 35-41

[46]. CINALLI G., SAINTE-ROSE C., CHUMAS P., ZERAH M., BRLINELLE F.,LOT G., PIERRE-KHAN A., RENIER D. Falha da terceira ventriculostomia no tratamento da estenose aqueducativa em crianças. J Neurocirurgia 1999; 90: 448-454

[47]. CINALLI G., SALAZAR C., MALLUCCI C., YADA JZ., ZERAH M., SAINTE-ROSE C. O papel da terceira ventriculostomia endoscópica na gestão do mau funcionamento da derivação. Neurocirurgia 1998; 43: 1323-1 329

[48] McLAUGHLIN MR, WAHLIG JB, KALIFMANN AM, ALBRIGHT AL. Aneurisma traumático basilar após terceira ventriculostomia endoscópica: relato de caso. Neurocirurgia 1997; 41: 1400-1404

[49]. BENABARRE A., IBANEZ J., BOGET T., OBIOLS J., MARTINEZ-ARAN A., VIETA E. Complicações neuropsicológicas e psiquiátricas na terceira ventriculostomia endoscópica: um relato de caso clínico . J Neurol Neurosurg Psychiatry 2001; 71: 268-271

[50]. BROCKMEYER D., ABTIN K., CAREY L., WALKER M. Endoscopic third ventriculostomy: an outcome analysis. Pediatr Neurosurg 1998; 28: 236-240

[51]. EL-DAWLATLY AA, MURSHID WR, ELSHIMY A, MAGBOUL MA. SAMARKANDI A., TAKROURI MS. A incidência de bradicardia durante o terceiro ventriculostorny endoscópico. Anesth Analg 2000; 91: 1142-1 144.

[52]. FRITSCH MJ, MEDHORN M. Cirurgia intraventricular endoscópica para o tratamento de hidrocefalia e espaço localizado do LCR em crianças com menos de um ano de idade. Pediatr Neurocirurgia 2002; 36: 183-188

[53]. TULI S., ALSHAIL E., DRAKE JM. Terceira ventriculostomia versus derivação do fluido cerebrospinal como primeiro procedimento na hidrocefalia pediátrica. Pediatr Neurosurg 1999; 30: 11-1 5.

[54]. KAMIKAWA S., INUI A., KOBAYASHI N., TAMAKI N., YAMADORI T. Intraventricular hemorhage in neonates: Descobertas endoscópicas e tratamento pelo uso do nosso recém-desenvolvido Yamadori- tipo 8 ventriculoscope Min Invas Neurosurg 2001; 44: 7478

[55]. HADER WJ, DRAKE J, COCHRANE D, SPARROW O, JOHNSON ES, KESTLE J. Morte após falha tardia da terceira ventriculostomia em crianças. Relatório de três casos. J Neurocirurgia 2002; 97: 21 1-215.

[56]. WAGNER W., KOCH D. Mecanismos de falha após terceira ventriculostomia endoscópica em bebés jovens.J Neurocirurgia (Pediatria 1) 2005; 103: 43-49

[57]. ELBABAA SK, STEINMETZ M, ROSS J, MOON D, LUCIANO M. Terceira ventriculostomia endoscópica para hidrocefalia obstrutiva na população pediátrica: avaliação do resultado. Eur J Pediatr Surg 2001; 1 1 1 (suppl.1): 552-554

[58]. HOPF NJ, GRUNERT P, FRIES G, RESCH KDM, PERNECZKY A. Terceira ventriculostomia endoscópica: análise dos resultados de 100 procedimentos consecutivos. Neurocirurgia 1999; 44: 795-806

[59]. SIOMIN V., CINALLI G., GROTENHUIS A., GOLASH A., 01 S., KOTHBAUER K., WEINER H., ROTH J., BENI-ADANI L., PIERRE-KAHN A., TAKAHASHI M., MALLUCCI C., ABBOTT R., WISOFF J., CONSTANTININI S. Terceira ventriculostomia endoscópica para pacientes com infecções do líquido cefalorraquidiano e hemorragia interna. J Neurocirurgia 2002; 97: 519524

[60]. GRANT JA, DG McLONE. Terceira ventriculostomia: uma revisão. Surg Neurol 1997; 47:210-212

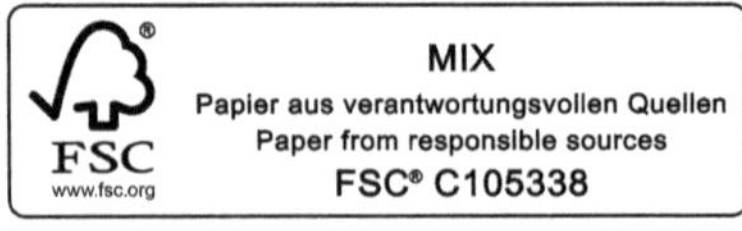

MIX
Papier aus verantwortungsvollen Quellen
Paper from responsible sources
FSC® C105338
FSC
www.fsc.org